U0054540

生死自決

松田純 著

陳令嫻 譯

安楽死・尊厳死の現在

最終段階の医療と自己決定

安樂死的全球現況

序言

日本邁向超高齡化社會，今後將會成為死亡人數暴增的「多死社會」。原本死亡在眾人眼中是禁忌，現在卻風行起準備人生最終階段和後事的「終活」。「臨終」、「送終」、成年監護、繼承、葬儀和墳墓等關於死亡的話題紛紛出籠。

安樂死與尊嚴死也成為眾人討論的話題。臨終與末期醫療是所有人總有一天要面對的人生階段。如何迎接死亡是人們無法忽視的課題。本書嘗試從安樂死的角度對這個問題加以分析。

第一個問題在於術語。關於安樂死，一般普遍的認知分為「積極的安樂死」與「消極的安樂死」。前者是對病人施以致死藥物等手段；後者是中止治療，任病人死亡。

這種區分方式已經普及於日本社會，筆者卻對這些術語是否符合現況抱持疑問。然而，這些術語長期以來為世界各國所用，也出現於日本法院的判決書中，因此無法完全忽視。但筆者認為本書毫無使用這些術語的必要。在閱讀本書之前，請記住以下三種分類：

（一）狹義的安樂死：具體而言是指醫師對病人施打致死藥物，終止生命的行為。

（二）醫助自殺（輔助自殺）：醫師處方致死藥物，由病人自行服用，終止生命等行為（用「等」是因為方式不見得為服用），而非由醫師直接施打致死藥物。

荷蘭等地視（一）和（二）為廣義的「安樂死」。

（三）中止維生治療：亦稱為「消極的安樂死」。基本上是臨床的方針，意指中止或不施以各類維持生命的治療。

接下來向各位讀者簡單介紹本書：

序章以日本的安樂死事件與判決結果作為引言，從因為父母苦於疾病的而動手的子女，到因應家屬要求而執行致死處置的醫師，究竟為何引發事件又接受了何種制裁？由於安寧緩和醫療的進步，此類安樂死其實已逐漸成為過去，不再發生。

第一章介紹二〇〇二年全球第一個立法允許廣義安樂死的國家——荷蘭，目前當地每年有超過六千人接受安樂死。荷蘭究竟是如何立法，又是經歷何種過程而決定允許安樂死呢？本章同時提及擴大執行對象所發生的問題。由於荷蘭立法允許安樂死的歷史最為悠久，因此筆者試圖加以仔細分析。

第二章介紹比利時、盧森堡與加拿大的情況。比利時立法允許安樂死的時期與荷蘭相同，每年有超過二千人接受安樂死。本章主旨在於介紹號稱對安樂死「最寬容」的比利時與荷蘭兩者之間的差異。

第一章和第二章介紹的國家與地區均可見到嘗試嚴格執法的痕跡。儘管如此，面對擴大解釋法規等問題，依舊可能會發生「滑坡現象」（由於將安樂死制定為公共政策，以致身心障礙者等弱勢族群成為家人與社會的負擔，提高了弱勢族群在違反當事人意願的情況下淪為被害者的可能性）的危機。

「安樂死先驅」荷蘭所面臨的最大問題是關於失智症患者的安樂死。面對曾經表達安樂死意願或是連安樂死的意思都忘記的病人，是否執行安樂死成為一大難題。二〇一六年便曾因為類似事件曝光而在荷蘭社會掀起波瀾。筆者希望能藉由這些事件深入思考安樂死的意義。

第三章是介紹不允許醫生執行安樂死，但容許醫師在規定的條件下處方致死藥物以協助病人自殺的國家與地區。目前安樂死逐漸普及至美國各州，本章主要介紹第一個立法允許醫助自殺的地區——奧勒岡州的情況，同時論及未制定安樂死相關法規即允許輔助自殺的瑞士。由於開放外國人接受輔助自殺，瑞士甚至出現「自殺旅遊」的現象。本章將針對此現象加以研究。

第四章將目光轉向決定治療方針的醫療現場，思考包含中止維生治療的末期醫療。日本把中止維生設備的死亡稱為「尊嚴死」，以有別於「安樂死」。然而在其他國家，「尊嚴死」亦包含安樂死與輔助自殺。由此可知「尊嚴死」不同於「安樂死」的說法為日本獨有的定義。

目前日本正準備推動所謂的《尊嚴死法案》，也就是給予預立醫囑（Advance Directive）法律定位，藉由建立預立醫囑的制度，解決病人在不便表達意願時所產生的問題。透過介紹可彌補預立醫囑的創新實踐，思考日本是否需要制定《尊嚴死法》，以及倘若需要末期醫療的相關法律，又冀望是何種形式？

第五章則是分析從古代希臘羅馬到近世、近代的安樂死與自殺思想，以及現代日本的安樂死自決論等思想史的變遷。

廿一世紀強調死亡自決權。然而分析思想史可得知，討論安樂死時往往涉及自主決定的死亡權利、體貼苦於疾病的患者而終結其生命，以及因造成社會負擔而強制受死這三種面向，三者彼此纏繞糾葛。清楚區分自願與非自願安樂死並非易事，從思想史中便可一窺端倪。

終章由其他觀點切入，重新探討現代人追求安樂死的心情，首先由分析自主（自主決定）、自立與依賴的關係著手。現代醫療重視知情同意（病人接受醫師說明與徹底了解之後，依照病人本身的意願同意治療方針等），尊重「病人自主＝自主決定」成為重要原則。然而，人類並非呱呱墜地便能獨自主，僅是人生中有過「獨立自主的階段」，最後又回到仰賴他人為生的狀態而離開人生。醫療倫理僅以「自主獨立的人類」為基本模式的作法已經面臨極限，必須討論出新的理想型態。

現代執行安樂死的前提是：病人必須承受絕症所帶來的痛苦與煩惱。絕症的反義是世界衛生組織（ＷＨＯ）所定義的「完全健康狀態」。透過重新思考何謂健康，嘗試重新掌握安樂死與醫療使命。

筆者期盼本書能成為日本社會進入超高齡化時代之際，促使眾人從多樣化的觀點重新思考理想的末期醫療的契機。

目錄

- 引文出處與事實相關文獻標示於括號內，部分省略副標。參考文獻處詳細標示引用之報章雜誌等相關資訊，敬請參考。
- 外文書籍大幅參考既有譯本，然考量與本文之連結而變更部分原文，尚祈見諒。
- 部分引文出現標示重點處為筆者所加。
- 引文中出現部分當前社會無法容許之用字遣詞，筆者視為歷史術語直接引用，尚祈見諒。
- 關於幫助自殺與輔助自殺。
  - 「幫助」具有協助、幫忙之意。然目前日文的「幫助」僅用於協助犯罪的「從犯（幫助犯）」。因此不具犯罪意味的幫助使用「輔助」一詞。上下文提及刑法時則使用幫助自殺一詞。
  - 瑞士並未另外立法，而是以《刑法》的幫助自殺罪解釋輔助自殺無罪，因此本書使用「輔助自殺」一詞說明。
  - 雖然文章中出現多種說法，其行為本質不變。
- 本書省略敬稱。

序章

肉體感受痛苦的時代

——第二次世界大戰之後發生於日本的事件與判決

日文的「安樂死」[1] 是譯自拉丁文「euthanasia」（英文拼法相同，德文為Euthanasie，法文為euthanasie）。安樂死的拉丁文源自古代希臘文，eu是副詞「好地」，thanatos意指「死」，合起來即為「好死、善終」之意。

安樂死一詞原本意指沒有痛苦地快速死去、平穩的死亡、壽終正寢、光榮戰死等。紀元前五世紀的喜劇早已出現該詞（「善終」）。古代希臘人認為「善終」與「善生」（實現美好人生）密不可分；「善終」屬於哲學，而非醫學課題。除此之外，當時的安樂死並未包含輔助自殺與因應要求終結生命之意。

現代的「安樂死」則意指因應無法痊癒的病人本身要求，採取較不痛苦的方式終止其生命。

1 譯註：與中文相同。

《高瀨舟》——向日本社會介紹安樂死爭議

第一個向日本社會介紹發生於十九世紀歐洲的安樂死爭議的是森鷗外（一八六二～一九二二），《高瀨舟》（一九一六）便是他以安樂死為主題而提筆的小說。他在〈高瀨舟緣起〉（一九一六）說明執筆的目的：

故事裡是遭受病痛折磨、生不如死的病人，完全沒有救治的方法。在一旁看他受苦的人作何感想呢？即使是受教之民，想到對方如果遲早都要死，必定會產生讓他不用受盡痛苦折磨，早日解脫的同情想法。

此時產生打麻醉藥是好是壞的爭議。就算藥量不至於致死，但施以藥物或許多少會讓死期提前。因此不得投藥，只能讓病人持續痛苦。過往的道德標準是要求病人忍受折磨。

然而醫學界對此存有異議，也就是說，既然已經瀕臨死亡而痛苦，應該讓病人死得輕鬆，從痛苦中解脫。這就是euthanasie。意指讓人死得輕鬆。高瀨舟的人恰好處於相同的處境。我對此感到興趣盎然。

我因而寫下《高瀨舟》這篇小說，發表於《中央公論》。[2]

森鷗外以法文「euthanasie」標示安樂死，說明是「意指讓人死得輕鬆」。他從現在的東京大學醫學系畢業後，成為軍醫。一八八四年，方年廿二歲便奉命前往德國留學。他應該是在一八八八年歸國之前知道關於安樂死的爭議吧？文中說明部分醫界人士容許對痛苦掙扎的臨終病人採取終止生命的措施，這種行為卻也違背了「過往的道德規範」。早在發表《高瀨舟》的八年前，他便發表了名為〈甘瞑之說〉（一八九八）的簡短評論。內容是將當時居住於柏林的醫師馬丁・孟德爾索（Martin Mendelsohn, 1860-1930）發表的〈論安樂死〉（一八九七）加以節錄翻譯（〈森鷗外的〈甘瞑之說〉與馬丁・孟德爾索〈論安樂死〉之比較考察〉）。他的〈甘瞑之說〉與《高瀨舟》可說是最早將歐洲的安樂死問題介紹給日

2 譯註：中文版譯文參考《【新譯】森鷗外：切腹的武士——收錄〈堺事件〉、〈阿部一族〉等，對於生命課題的追問》，暖暖書屋出版）

本人的作品。

第二次世界大戰之後出現的安樂死事件

日本的安樂死成為社會問題是從第二次世界大戰之後，以下介紹幾起成為社會話題的事件與相關的司法判決結果。

首先是一九四六年發生受人矚目的「成吉善事件」。名為成吉善的男子讓腦溢血而全身癱瘓的母親（當時五十六歲）喝下氰化鉀溶液，導致母親中毒死亡。事發前一年，成吉善的父親因為第二次世界大戰結束而先行獨自返回朝鮮。母親在父親歸國後病情惡化，失去了返鄉的希望，期盼能「早日解脫」。他察覺母親的願望，於是狠下心動手。

東京地方法院以受囑託殺人罪（日本《刑法》二〇二條）判處有期徒刑一年，緩刑二年（一九五〇年四月十四日）。法官認定成吉善殺害母親時，母親的痛苦並非疾病導致肉體承受劇烈疼痛，而是因為返鄉希望渺茫，在失意沮喪之下要求兒子結束自己的生命。縱然死者並非苦於疾病所造成的肉體疼痛，且犯人是基於消弭精神上的痛苦而動手，也不得認定是正當行為（《安樂死、尊嚴死、末期醫療》）。

到了一九六一年又發生「山內事件」：當時五十二歲的父親因腦溢血導致全身癱瘓，受不了劇烈疼痛而大聲呼喊「我想趕快死」、「殺了我吧」。兒子眼見父親受苦，認為讓父親早日解脫才是他所能盡的最後孝道，於是把加了有機磷殺蟲劑的牛奶交給不知情的母親，由母親讓父親喝下毒牛奶「安樂死」。

名古屋高等法院認定該起事件為受囑託殺人，處以有期徒刑一年，緩刑三年的判決，同時在判決書中宣布六大「阻卻違法事由之安樂死的要件」（一九六二年十二月廿二日）：

（一）罹患不治之症，死期迫在眉睫。

（二）病人的痛苦為他人不忍卒睹。

（三）目的在於減輕病人死亡的痛苦。

（四）倘若病人神志清楚，應有當事人真誠的委託和認可。

（五）原則上由醫師執行，無法由醫師執行時則必須有經醫師同意之特殊理由。
（六）執行方法必須合乎倫理且妥當。

這是史上第一起在判決書中宣布安樂死要件的案例，受到全球矚目。其實這六大要件是刑法學家小野清一郎（1891-1986）於論文〈安樂死的問題〉（一九五〇）所提出的主張。小野認為，只有瀕臨死亡只剩幾個小時的病人才能接受人道性質的安樂死，並舉出上述的六大要件。

但山內事件因不符合第五項「原則上由醫師執行，無法由醫師執行時則必須有經醫師同意之特殊理由」和第六項「執行方法必須合乎倫理且妥當」，因此不足以認定為阻卻違法。

除此之外，鹿兒島與神戶地方法院於一九七五年、大阪地方法院於一九七七年，以及高知地方法院於一九九〇年都有關於安樂死的判決。這些事件中執行「安樂死」的均非醫師，而是家人。

東海大學醫院安樂死事件

醫師成為被告的安樂死相關事件當中，首先遭到媒體大篇幅報導的是「東海大學醫院安樂死事件」。

該起事件發生於一九九一年，是日本第一起與醫師相關的安樂死事件。該名醫師當時是東海大學醫學系助教，接受男性患者的長子等人要求，執行安樂死。該名病人由於罹患多發性骨髓瘤而進入東海大學的附屬醫院接受治療。

病人家屬以「不忍心看父親受苦為由」要求中止治療，醫師經再三苦惱後選擇拔除點滴和導尿管等，決定中止治療。然而長男看到父親在治療終止後仍舊掙扎呼吸，因此不斷要求醫師：「趕快讓父親解脫，我想趕快帶他回家。」醫師最終決定結束該名已進入末期階段且瀕死的病人生命，於是注射氯化鉀等藥物致死。法庭爭論的焦點放在執行安樂死究竟是對是錯。

橫濱地方法院在一九九五年三月廿八日宣布判決結果，判決書中針對由醫師執行的積極安樂死，提出以下四大要件：

（一）病人的肉體承受難以忍受的劇烈疼痛。
（二）已確定病人死亡無可避免，死期將至。
（三）已無手段可消除或緩解病人肉體疼痛，且無任何替代方法。
（四）病人明確表示願意縮短生命。

首先，這四大要件是接續前文提到名古屋高等法院於一九六二年發表的六大要件而受人矚目。

判決結果認定，該起事件缺乏（四）病人明確表示願意縮短生命，因此並非日本《刑法》二〇二條規定之受囑託殺人，而是違反一九九條的殺人罪，判處有期徒刑二年，緩刑二年。

該起事件與判決結果因為與所謂「積極安樂死」有關而備受矚目。犯罪事實是對末期癌症患者施行靜脈注射氯化鉀而導致心臟麻痺死亡。然而事件的源頭起於中止治療。律師認為注射致死藥物是「一連串行為的最終行為」，主張「不應僅就最終行為，而是應針對整體情況實際檢驗，從是否違法或是有責性的觀點判定」。

法官也接受律師的主張，判決結果顯示已考量了整體情況。因此，儘管「中止治療」並非犯罪事實，判決結果依舊詳細說明「中止治療行為之相關要件」。

東海大學醫院安樂死事件並非單純的安樂死，而是包括中止治療行為等相關問題的複雜事件。考量理想的現代醫療時，後者的內容反而更為重要。這也與本書第四章有所關連。

類似的案件還有一九九八年發生的「川崎協同醫院事件」。罹患氣喘的五十八歲男性病人因為缺氧缺血性腦病變而陷入昏迷，主治的女性醫師拔除輔助呼吸用的氣管導管後，並未另行採取輔助呼吸的措施，而是靜待病人死亡。但病人並未能平靜邁向死亡，反而痛苦掙扎，因此於施打肌肉鬆弛劑後致死。

橫濱地方法院於二〇〇五年三月二五日宣布判決結果，表示病人並未處於無法治癒的瀕死狀態，且病患本人並未表示希望中止治療，缺乏阻卻違法之事由，「醫師數行為具有使被害人死亡之連續故意……整體行為符合犯罪行為」。

東京高等法院於二〇〇七年二月廿八日減刑，最後由最高法院於二〇〇九年十二月七日判處有期徒刑一年六個月，緩刑三年。

「傳統的安樂死」終告結束

上述兩起醫師對病人施打致死藥物，導致病人死亡的事件都不是單純的安樂死，而是中止治療的延伸，包含中止治療與所謂「積極的安樂死」兩個面向。因此事件十分複雜，無法說是傳統的安樂死事件。

相較於此，東海大學醫院事件之前的案例前提都是病人肉體承受劇烈的痛苦（臨終）、缺乏其他緩解痛苦的方法、處於僅能終止生命以縮短痛苦的迫切情況。筆者視這種情況為「傳統的安樂死」。

這些「傳統的安樂死」的問題到了現代幾乎都不復存在。安寧緩和醫療進步，促使大多數的肉體痛苦都能獲得控制。微弱的疼痛先以非鴉片類止痛藥物控制，無效時才改為注射鴉片類藥物等麻醉藥物等（《世界衛生組織癌症疼痛指引》，一九八六年。第二版為一九九六年出版）。

使用止痛藥物依舊無法緩解時則改用鎮靜藥物，降低清醒程度以減輕疼痛。處置方式包括間歇性的鎮靜、淺度鎮靜與深度鎮靜。後者不會預先決定中斷藥物的時間，而是持續維持意識的模糊。這些藥物的用法往往伴隨醫療倫理問題，因此日本緩和醫療學會出版《緩解疼痛的鎮靜用藥相關指南　二〇一〇年版》。

適當使用緩解疼痛和鎮靜藥物，幾乎可以控制所有肉體的疼痛。因此除非是戰場等特殊環境，正常的醫療幾乎都能克服肉體的疼痛。醫師的工作是採取這些方式緩解病人的痛苦，而非中止病人的生命。就此觀點而言，過去的安樂死問題已不復存在。

然而，現在出現立法允許醫師對病人施打藥物致死的國家，例如荷蘭、比利時與盧森堡，加拿大與澳洲的維多利亞省則在最近加入行列。

美國的幾個州和瑞士雖然不容許醫師對病人施以致死藥物，不過卻立法允許醫師處方致死藥物，再由病人自行服用的「醫助自殺」。

這些安樂死與醫助自殺逐漸取得合法地位，但期盼安樂死與醫助自殺的理由卻不同於過往。相較於肉體的疼痛，這些選擇安樂死的病人更在意精神上的痛苦、失去自立和自主的能力、尊嚴與生命的意義，以及不想帶給周遭的人困擾與負擔等。

下一章將介紹上述國家執行安樂死或醫助自殺的實際情況。

第一章

立法允許安樂死與執行

——全球首度允許安樂死的國家「荷蘭」的嘗試

目前全球立法允許安樂死的國家共有四個，分別是荷蘭、比利時、盧森堡與加拿大。本章詳細介紹安樂死立法歷史最為悠久的荷蘭。

一　陸續發生的安樂死事件——廿一世紀初立法之前的情況

立法之前發生的事件

荷蘭在二〇〇一年四月制定了《應要求終結生命與輔助自殺（審查程序）法》，成為全球第一個立法允許安樂死的國家。然而荷蘭的司法並未因此邁入新境界，因為早在一九七〇年代便發生多起關於安樂死的訴訟案件。

以下介紹幾起促使安樂死合法化的事件與訴訟。

首先是名為波斯特瑪（Geertruida Postma）的女醫師自行為七十八歲的母親施打鴉片，執行安樂死。利瓦頓（Leeuwarden）地方法院針對該起事件在一九七三年判處該名女醫師有期徒刑一週，緩刑一年。法院在判決書中提到，符合以下三項條件者得免除醫師的刑責（《荷蘭醫事刑法的發展》）。

（一）病人罹患醫學上認定為不治之症的疾病。
（二）病人身體或心理承受難以忍受或劇烈的痛苦。
（三）病人事前以書面或口頭方式明確表示希望終結生命以擺脫痛苦。

這項判決對之後的爭議帶來巨大的影響。

下一起沙博事件與其判決結果至今依舊意義重大。該起事件是名為包德威・沙博（Boudewijn Chabot）的精神科醫師在一九九一年協助一名五十歲女性自殺。該名女性由於丈夫酗酒與家暴而離婚，之後的二到三年之間又接連失去兩名兒子，陷入深刻的絕望而自殺未遂。她自殺願望強烈，因而住在精神科醫院。然而精神科醫師的治療並未奏效，於是透過荷蘭自願安樂死協會（Nederlandse Vereniging voor een Vrijwillig Levenseinde, NVVE）認識了沙博。

沙博醫師最後做出結論：精神科可施以的所有治療對該名女性皆無法生效，於是決定協助病人自殺。一九九一年九月廿八日，他親手交給病人致死藥物。待病人服藥死亡後，沙博打電話聯絡法醫告知此事（《荷蘭的安樂死》）。

地方法院與高等法院原本判決沙博無罪，最高法院卻在一九九四年六月廿一日判決有罪免刑。有罪的理由是沙博向包含四名精神科醫師在內的六名專家諮詢關於該名病人的輔助自殺時，所有專家都不曾直接與病人面談診斷。最高法院認定，除了主治醫師之外，至少還需要另一名沒有任何利害關係的醫師直接診斷，方才視為「緊急避難」[3]，具備阻卻違法事由（最高法院判決的節錄翻譯出自《安樂死、尊嚴死、末期醫療》）。

逐漸傾向「容許」精神上的痛苦

該起事件判處有罪免刑，意義非常重大。這代表最高法院認定，不僅是肉體上承受痛苦，連精神上飽受痛苦且並非處於疾病末期階段的病人經由醫生終

3 譯註：原文採用法律術語書寫，依照原文語意，此處翻譯為「緊急避難」。緊急避難為中文的法律用語，解釋為「因避免自己或他人生命、身體、自由、財產之緊急危難而出於不得已之行為，不罰。但避難行為過當者，得減輕或免除其刑」。該詞與後方的「阻卻違法事由」合用，意指法官認定情況為「緊急避難」，才算是「阻卻違法事由」。

結生命，亦屬「緊急避難」行為，具備阻卻違法事由（《荷蘭醫事刑法發展》）。

此後，荷蘭陸續發生多起安樂死事件，累積了許多符合一定條件便允許當事人要求終止生命的重要判決案例，於是在一九九三年修正《遺體處理法》。執行安樂死的醫師必須根據該法第十條規定的申報手續，向法醫提出規定的文件。法醫驗屍和審查後即向檢察單位提出文件，最終由檢察單位審查該起安樂死是否合法。

提出的文件為以下五份，內容為回答所有文件中的五十個問題（《安樂死、尊嚴死、末期醫療》節錄翻譯）。

（一）病人的病歷、病況、治療現況和預測等。

（二）病人要求安樂死為深思熟慮之結果，且具持續性。

（三）病人明確要求終止生命。

（四）諮詢其他醫師的意見並獲得該名醫師的建議。

（五）實際終結生命的行為。

在修正《遺體處理法》並引進申報文件的手續之後，提出申報的安樂死案件日益增加，催生出得以基於數據公開討論的情況。安樂死與輔助自殺的申報件數約為實際預估件數的四成，幾乎沒有未經當事人要求便終結生命的案例。為了修正問題點而開始準備制定新法，最終完成了現行的《安樂死法》（《荷蘭醫事刑法的發展》）。

除此之外，伴隨《遺體處理法》修法而執行申報手續後，發生了以下的事件：

八十六歲的前參議員布朗格斯馬（Edward Brongersma）對主治醫師表示，自己雖然身體健康，卻失去了享受人生和生存的慾望。主張自己生活品質（Quality of Life, QOL）低落，缺乏存在的意義，因此要求輔助自殺。他求死的理由是「我苦於活著」。主治醫師諮詢過兩名同事後，最後決定協助他自殺，於一九九八年四月廿二日處方致死藥物。

檢察官以主治醫師決定輔助自殺時並未充分盡到法律的注意義務為由，將醫師起訴，求處緩刑三個月的有期徒刑。然而在二〇〇一年十月，哈倫（Haarlem）地方法院判決無罪，該判決代表**老化的痛苦**足以成為輔助自殺的理由〈〈縱然缺乏肉體的痛苦亦能輔助自殺〉〉。

二〇〇一年成立《安樂死法》

二〇〇一年，荷蘭的安樂死法——《應要求終結生命與輔助自殺之際的檢查、刑法及遺體處理相關法令修正（官方簡稱為《應要求終結生命與輔助自殺（審查程序）法》，以下簡稱《安樂死法》）》成立。這項新法用於承認長期以來所蓄積的既成事實。

《安樂死法》明訂，因應病人要求而終止病人生命的醫師倘若符合六大「要件」（表1-1）便能免除刑事責任。其中最為重要的是（一）、（二）、（四）。

為了避免安樂死成為主治醫師專斷獨行的結果，制定要件（五）：必須向另一位毫無利害關係師諮詢，且該名醫師與主治醫師的見解相同。

對象基本上為十八歲以上的病人。唯十六到十八歲的未成年患者，認定其自我評估適當，且與雙親之一、雙方或監護人**一同決定**者，醫師可遵循其願意終止生命的決定。換句話說，未成年患者雖然需要與父母商量，但無須父母同意亦可

1-1　終止生命的「要件」

（一）醫師確定病人要求終止生命或輔助自殺是深思熟慮後的自願結果。
（二）醫師確定病人的疼痛永恆持續且難以忍受。
（三）醫師提供病人關於症狀與日後病況的資訊。
（四）醫師與病人確定沒有其他合理的解決方法可改善病人的症狀。
（五）醫師至少諮詢過另一位毫無利害關係的醫師，該醫師診斷過該病人且根據上述（一）到（四）所規定之要件提出書面意見。
（六）醫師必須謹慎終止病人之生命或輔助自殺。

出處：參考《應要求終結生命與輔助自殺（審查程序）法》（甲斐克則譯）、《安樂死法：盧森堡三國之比較與資料》（盛永審一郎審定，2016年）。

接受安樂死。十二歲以上未滿十六歲的未成年患者則需要雙親之一、雙方或監護人**同意**安樂死，醫師方可因應其要求。

醫師在符合上述條件的情況下執行安樂死或輔助自殺後，向地方政府的法醫（公務員）提出規定之文件。法醫勘驗遺體，確認是否有他殺等嫌疑。確定無他殺之嫌者，以土葬或火葬處理。

由區域安樂死審查委員會判斷案件是否符合規定

法醫連同勘驗報告與醫師提出之文件（包括自願安樂死宣誓書），提送區域安樂死審查委員會（Regional Euthanasia

Review Committee, RTE）。委員會審查安樂死或醫助自殺是否合法執行，判斷符合《安樂死法》所規定的「要件」（前文所示表1-1）與否。

區域安樂死審查委員會的成員包括由法律專家擔任的委員長，以及三名以上的醫師、倫理學家。委員任期為六年，僅可連任一次。荷蘭全國分為五個地區，因此分別設置於五處。如同官方簡稱《應要求終結生命與輔助自殺（審查程序）法》所示，法令詳細規定委員會的審查程序。

審查後判定符合「要件」者，於六週之內通知執行醫師判定結果並結案。

荷蘭《刑法》第二九三條第一項規定，「根據他人明確真誠之要求而故意終止其生命者，處以十二年以下有期徒刑或第五等級之罰金（六萬七千歐元）[4]」。《安樂死法》成立後，再增加第二項法條：

第一項所規定之行為由遵守《應要求終結生命與輔助自殺（審查程序）

4 譯註：折合台幣約二百三十五萬元。

法》第二條規定之要件的醫師所執行，且根據《遺體處理法》第七條第二項向地方政府法醫申報者，得免除刑責。

由此可知，因應要求終止病人生命或輔助自殺依舊視為犯罪，唯根據新制定的《刑法》第二九三條第二項的特別抗辯得「免除刑責」。換句話說，之所以免除醫師刑責的基準在於醫師須遵守法律規定的要件。因此，依照病人要求而終止其生命依舊構成犯罪的條件，並未因為《安樂死法》通過而合法，唯有遵守「要件」執行方可免除刑責（《荷蘭醫事刑法發展》）。

一旦區域安樂死審查委員會判定案件不符合「要件」時，其判定結果與所有文件將一併提送高等檢察署檢察總長會議與區域衛生督察官（《安樂死法》第九條第二項）。檢察官收到文件後獨自進行司法調查，可能依《刑法》起訴該名醫師。區域衛生督察官（隸屬衛生、福利及體育部[5]，為醫療衛生的相關督導機

5 譯註：相當於台灣的衛福部與勞動部。

關。總部位於烏特勒支）可能會將該案件提報懲戒委員會（參考《安樂死法》）。

二 「死亡醫療化」的情況——每年多達六千人接受安樂死，占所有死亡人數的四．四％

荷蘭執行安樂死的情況

由此可知，荷蘭是全球第一個制定安樂死相關法律的國家。然而立法之後的情況又是如何呢？本節介紹其近況。

《安樂死法》開始實行後，二〇〇二年申報的安樂死案件數量在兩千件以下，到了二〇一七年卻增加至六五八五件，件數年年增加。荷蘭人口約一千七百萬人，二〇一七年的死亡人數為十五萬零廿七人。代表根據《安樂死法》而終結生命者占所有死亡人數的四．四％，亦即每二十位死者中就有一人死因為安樂死。

執行安樂死的方式分為兩種：一種是醫師直接施打致死藥物（荷蘭的《安樂

死法》稱為「應要求終結生命」)，另一種為醫師處方自殺用的致死藥物，由病人自行服用(《刑法》稱為「幫助自殺」)。前者是狹義的安樂死，有時與輔助自殺合稱為「安樂死」(《選擇安樂死》)。醫師直接施打致死藥物的優點是「能確實死亡」。例如，若病人自行服用處方的致死藥物，有時會半途將藥物吐出，導致自殺失敗，反而招致更悲慘的結果。因此當地推薦的作法是由醫師直接施打致死藥物(狹義的安樂死)。

二〇一七年的統計結果如表1-2所示，六五八五件安樂死案例中僅有二五〇件是病人自行服用藥物的輔助自殺。服用與施打藥物並用者共二九件。這是因為病人自行服用藥物卻自殺失敗，最後改由醫師處置。荷蘭的《安樂死執行指南》規定即使病人自行服用藥物，負責的醫師有義務在現場待命(《為了思考末期醫療》)。

比起直接施打致死藥物，咸認由醫師處方致死藥物交給病人，較能減輕醫師的心理負擔。然而荷蘭的醫師似乎不做如是想。病人自行服用致死藥物可能導致自殺失敗，醫師反而因此感到不安。此外，病人自行服用代表必須具備吞

1-2　荷蘭安樂死的變遷（2003～2017年）

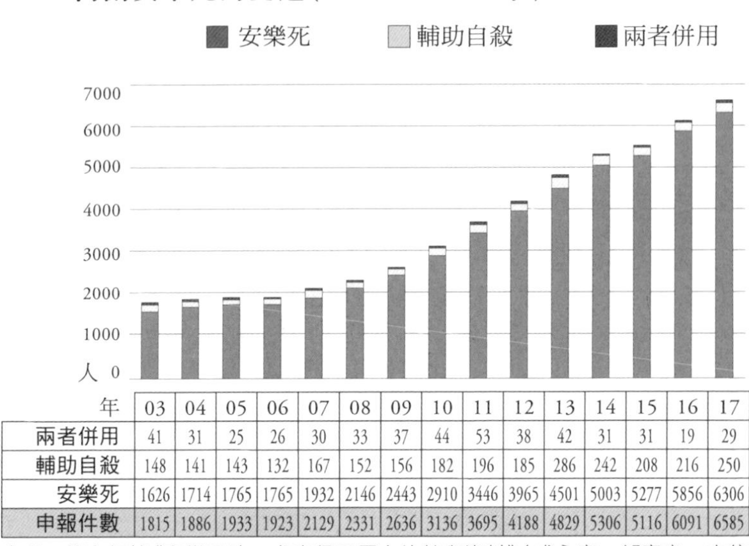

年	03	04	05	06	07	08	09	10	11	12	13	14	15	16	17
兩者併用	41	31	25	26	30	33	37	44	53	38	42	31	31	19	29
輔助自殺	148	141	143	132	167	152	156	182	196	185	286	242	208	216	250
安樂死	1626	1714	1765	1765	1932	2146	2443	2910	3446	3965	4501	5003	5277	5856	6306
申報件數	1815	1886	1933	1923	2129	2331	2636	3136	3695	4188	4829	5306	5116	6091	6585

出處：筆者根據《安樂死法：盧森堡三國之比較與資料》（盛永審一郎審定，東信堂，2016年）製表，並自行追加2015～2017年的數據。

嚥能力。但症狀惡化時，連吞嚥藥物都有困難。

後文介紹美國奧勒岡州等地僅容許病人自行服用藥物的輔助自殺（一〇八頁），因此必須在症狀惡化之前服用致死藥物。部分人士批判這種作法反而縮短病人的壽命（〈訪問荷蘭安樂死審查委員會（三）〉）

根據區域安樂死審查委員會的最新報告（二〇一七年四月公布），分析二〇一六年安樂死的案件（翻譯參考沙博茜與盛永審一郎雙方的資料）。

男女比例為男性三一三〇人，女性二九六一人，雙方差距並不明顯。其餘資料如表1-3所示，年齡以六十到八十九歲者最多，占整體的七七·六%。

希望安樂死的病人以癌症患者為最大宗，約六八%。後文提及的失智症與精神疾病也逐漸增加，成為社會問題。

申報（執行）安樂死的醫師身分以家庭醫師占壓倒性多數，為八五%。荷蘭政府徹底執行家庭醫師制度，規定居民必須登錄就醫車程十五分鐘以內的醫師為家庭醫師（《選擇安樂死》）。因此家庭醫師與病人得以建立長期的醫病關係，熟悉其生活、個性、家庭情況等，深受病人信賴。

荷蘭的安樂死制度特徵在於病人與家庭醫師已經因為家庭醫師制度而建立起緊密的溝通關係。因此死亡地點以自家為最大宗，占八成以上。

死亡不是病人的「權利」，而是「醫療」的一環

「要件」（十八頁）中的「醫師確定病人的疼痛永恆持續且難以忍受」，代表執

1-3 荷蘭安樂死的概況(2016年／合計6091人)

◎年齡	*1	
未滿30歲	16人	0.2%
30～39歲	44人	0.7%
40～49歲	152人	2.4%
50～59歲	631人	10.3%
60～69歲	1408人	23.1%
70～79歲	1831人	30.1%
80～89歲	1487人	24.4%
90歲以上	522人	8.6%

◎疾病		
癌症	4137人	68.0%
神經系統疾病	411人	6.7%
心血管疾病	315人	5.2%
肺部疾病	214人	3.5%
老年症候群	244人	4.0%
失智症	141人	2.3%
精神疾病	60人	1.0%
多重疾病	465人	7.6%
其他	104人	1.7%

◎申報之醫師身分(件數)	
家庭醫師	5167
老年醫學專科醫師*2	216
醫院執業醫師	179
修習專科醫師教育課程之醫師	43
其他背景之醫師*3	486

◎死亡地點		
自家	4909人	80.5%
安寧病房	367人	6.0%
慢性病床	300人	4.9%
護理之家	233人	3.8%
醫院	199人	3.2%
其他	88人	1.4%

註記：＊1)未滿三十歲者包含一名未成年者。＊2)以往護理之家的醫師。＊3)例如隸屬終止生命診所協會(SLK)的醫師。

出處：筆者根據區域安樂死審查委員會於2017年4月公布《2016年度報告》，參考沙博茜與盛永審一郎的譯文製表。

行安樂死的前提是醫師對於病人難以忍受的痛苦投以同情、體貼與同理心。荷蘭的安樂死之所以得以立法實現，在於同情（關懷）病人的疼痛（《為了思考末期醫療》）。

正確來說，安樂死在荷蘭不是病人的「權利」，終止病人的生命不是一般的醫療行為。醫師沒有義務一定要配合病人的要求執行安樂死。有些醫師會因為信念而拒絕執行，就算是會執行的醫師也可能由於認為病人不符合「要件」或情況過於複雜而拒絕。決定是否因應病人的要求執行安樂死的最終權利在醫師手上，而非患者。

換句話說，是否執行安樂死是由醫師斟酌決定。因此荷蘭的安樂死雖然是以病人自發性的要求為前提，卻並非自決權（《荷蘭醫事刑法的發展》）。盛永審一郎指出，死亡在荷蘭不是病人的「權利」，而是在醫師管理下的「醫療行為」。實際上，要求安樂死的病人中只有約半數的人如願。

當身為家庭醫師的主治醫師拒絕病人的要求時，病人便失去安樂死的機會。為了解決這個問題，荷蘭自願終止生命協會（二十九頁的荷蘭自願安樂死協會，於《安樂死法》成立後更名）提供協助，在二〇一二年成立了名為「終止生命診所（SLK）」的團體。目前共有五十三個團隊在荷蘭各地巡迴活動，協助遭到家庭醫師拒絕安樂死的患者實現願望。

遭到「拒絕」的病人前往終止生命診所求助

隸屬終止生命診所的醫師在二〇一二年首度申報三二起安樂死案件。之後案件數逐漸增加，二〇一五年增加至三六五件，二〇一六年增加至四八七件。終止生命診所慎重審視病人的委託書和病歷，確定適用安樂死時，會由醫師與護理師組成的團隊直接與病人反覆面談，審慎檢討病人的狀況是否符合「要件」。審查約耗時十個月。申請人數與實際執行的比例為四比一（《為了思考末期醫療》）。據說有時只花幾個小時就決定執行安樂死（演講「選擇安樂死」）。

不同於長期診斷且熟悉病人的家庭醫師，終止生命診所的醫師通常和病人是第一次見面，要做到「醫師確定病人要求終止生命或輔助自殺是深思熟慮後的自願結果」（「要件」（一））十分困難。荷蘭的安樂死制度是以熟悉病人的家庭醫師與病人之間的信賴關係為前提，而終止生命診所的作法則瓦解了此制度的基礎。許多無法由家庭醫師確定是否符合安樂死要件的複雜案件，往往會找上終止生命診所。荷蘭自願終止生命協會的幹部表示，終止生命診所的目的是為了協助遭到家庭醫師拒絕而痛苦不堪的病人（〈與終止生命診所（SLK）負責人面談〉）。

沙博茜（東京都人，與沙博事件的包德威・沙博醫師的堂親結婚，一九七四年起旅居荷蘭。從事口譯工作，著作深入介紹安樂死）表示，終止生命診所遭到荷蘭醫學會批判，卻受到家庭醫師歡迎（演講「選擇安樂死」）。因為如此一來，他們就能完全卸下終止病人生病這項沉重又麻煩的業務。如同前文所述，尋求終止生命診所協助的多半是一般家庭醫師拒絕的複雜案件。也因此，安樂死適用的範圍因為終止生命診所負責的案件而出現擴大的傾向。

荷蘭曾經出現審查委員會判定不符合「要件」的安樂死案件。例如二〇一二年提出的四一八八件安樂死報告中，不符合要件的報告共有十件，占整體的〇・二％；二〇一四年的五三〇六件中有四件；二〇一五年的五五一六件中有四件（〇．〇七％）。自二〇〇二年立法施行以來，截至二〇一五年為止，一共累積了七十九件不符合要件的案件。然而，區域安樂死審查委員會選擇寬容以待，沒有任何一起案件遭到起訴，僅止於對醫師提出警告（《為了思考末期醫療》）。

徹底確保案件透明，防止出現「滑坡現象」

由於制定了根據法令嚴格審查安樂死案件的制度，荷蘭的主管機關因而認定私下執行安樂死的事件隨之減少，也因為「遵守法規，嚴格執行」而並未引發「滑坡現象」。

區域安樂死審查委員會必須在每年四月向衛生部長提出前一年度的報告。判定不符合要件的案件會以匿名保護病人的方式公布具體概要；判定符合要件卻引發爭議的複雜案件概要也一併予以公布（《安樂死委員會報告（概要）》、《安樂死法》）。

選擇公布複雜案件以供醫師與社會大眾等公眾議論而非隱瞞的透明公開作

法，長久以來咸認是荷蘭民主主義已臻成熟的象徵。

另一方面，荷蘭健康研究與發展組織（ZonMW）的安樂死調查團隊，每五年即有系統地調查一次執行安樂死的情況，並向國內外公開評鑑結果。這種為了確保案件透明的公開態度是荷蘭執行《安樂死法》的特徵，也是相關人士認為不曾造成「滑坡現象」的原因。安樂死審查委員麥可爾（Anne Ruth Mackor）教授（格羅寧根大學，專長為哲學、法學）表示：

> 衛生部長一點也不擔心安樂死制度與區域安樂死審查委員會系統，因為部長認為委員會表現優良，安樂死制度也順利發揮功能。我們正在向一般社會大眾、公共媒體以及其他國家發表荷蘭安樂死制度執行良好的資訊。換句話說，安樂死制度一帆風順。
>
> 《荷蘭安樂死審查委員會訪問記錄》

由於很少出現不符合法定要件的案件，因此認定並未發生「滑坡現象」。

另一方面，希望接受安樂死者以高學歷人士居多（〈荷蘭與比利時的安樂死與醫助自殺〉）。根據荷蘭的專家與醫師表示，相較於經濟弱勢族群，反而是占有社會優勢的族群死於安樂死者為多。多項調查的結果都顯示，並未發生貧困階級、少數民族、身心障礙者與精神疾病患者被迫接受安樂死的滑坡現象。

三　傾向擴大解釋精神痛苦——精神疾病與失智症

厭倦人生的結果——選擇「自行安樂死」

然而，荷蘭執行安樂死時還是發生兩項惱人的問題也是不爭的事實。一項是擴大解釋法規，另一項則和失智症有關。首先說明前者：

越來越多老年人儘管肉體上的不適並未十分嚴重，卻仍舊因為高齡而厭倦人生，渴望透過安樂死結束生命。不過，目前的法律強調，醫師執行安樂死的對象必須罹患疾病、疾病所帶來的疼痛永恆持續且難以忍受，以及確定沒有其他合理的解決方法可以改善。因此，並未罹患醫學上足以明確分類的疾病，只是單純「想死」的人無法適用安樂死。

儘管如此，《安樂死法》並未限制所謂「永恆持續且難以忍受的疼痛」必須是肉體的感受。肉體上的痛苦或許能以藥物控制，但失去獨立自主的能力和「喪失尊嚴」所帶來的精神折磨依舊存在。「生命的意義」等存在主義與哲學性的「痛苦」也成為討論的主題。

實際上，越來越多老年人不是因為肉體的痛苦，而是出自活累了、活膩了、活夠了而期盼安樂死。產生這種想法的背景在於「要件」過於嚴格，許多人認為家庭醫師不會允許自己安樂死。

《安樂死法》規定，基於該法終止生命的案件必須向區域安樂死審查委員會申報，每年發表的報告也具備一定的可信度。然而除此之外，還有所謂的「自行安樂死」——意指遭到主治醫師拒絕、不能依法接受安樂死或是嫌手續過於麻煩而自殺的案件。

自殺的方式從絕食餓死、服用大量囤積的藥物、服用從中國或墨西哥購買的自殺藥錠、把塑膠袋套在頭上灌氦氣窒息等，林林總總。這種作法是從

1-4　荷蘭安樂死與所有死亡人數的比例（2015年）

根據法令所執行的安樂死	5516人	3.75%
自行安樂死	2680人	1.82%
（所有死亡人數14萬7134人）		

出處：根據法令執行安樂死的人數來自區域安樂死審查委員會提出的《2015年度報告》；自行安樂死的數據來自沙博茜的演講資料「選擇安樂死──荷蘭過去十二個月的情況」（2018年4月21日，東京醫科大學演講資料），此為包德威．沙博個人的調查結果。

醫師手中取回安樂死的決定權，也就是死亡自決權，使得「安樂死不再是醫療的一環」（《選擇安樂死》）。沙博茜表示，單是彙整醫師的報告就會發現，二〇一五年共有二六八〇人選擇自行安樂死，死因與人數分別為絕食者七三〇人，服用藥物者二八〇人，使用氦氣等其他方式者一六七〇人（演講「選擇安樂死」的資料與《選擇安樂死》）。「自行安樂死」可以偽裝成「自然死亡」，所以實際人數應該比數據更多。

如同表1-4所示，荷蘭二〇一五年的死亡人數為一四七一三四人。其中依法接受安樂死者為五五一六人，自行安樂死者為二六八〇人，兩者合計共八一九六人，約占整體死亡人數的五．六%。這代表每十八個人當中就有一人選擇自行決定何時死亡，這種死法逐漸成為荷蘭的常態。

筆者再度重申，目前荷蘭的法令並不允許對未罹患醫學上足以明確分類的疾病，只是單純「想死」的人執行安樂死。但是荷蘭衛生、福利及體育部與司法部的首長卻在二〇一六年十月對議會發函，提議「對於深思熟慮後自覺人生已經圓滿的人，應當允許他們依據嚴格規範的條件，使用自行選擇的方式，有尊嚴地結束生命」。單憑修正現行的《安樂死法》無法達成此項提案，因此必須制定新法。荷蘭皇立醫學會於二〇一七年七月表示反對該提案，認為會導致「現行的安樂死法瓦解」。

荷蘭的激進自由派政黨「民主六六」（D66）亦積極支持制定新法。二〇一七年十月，荷蘭四黨組成聯合政府，民主六六成為執政黨。然而該黨並非閣揆，新法因此束之高閣。儘管如此，今後為活膩了、活夠了而爭取安樂死的運動依舊不會停息吧！

失智症患者特有的問題

另一個困難的問題是，究竟能否對失智症患者執行安樂死。《安樂死法》的前提是具備判斷能力的病人「自願」要求安樂死。失智症是逐漸失去判斷能力的疾病，然而在初期階段，病人尚保有判斷能力。因此法律規定，在初期階段向醫師要求「倘若失智症惡化，請讓我安樂死」者，依法承認其「要求終止生命宣言」。

實際上，當病人症狀惡化，在討論是否執行安樂死時，法律規定醫師必須「確定病人的要求是深思熟慮後的自願結果」。然而只要符合法定要件和完成手續，就真的得以執行嗎？病人可能惡化到連施打致死藥物所代表的意義也不明白。醫師在施打致死藥物之前，能對眼前的失智症患者進行安樂死意願的最終確認嗎？倘若醫師相信病人已經了解一切，病人卻在施打致死藥物的針頭靠近自己時縮手，此時醫師又該如何處置呢？這些都是與「何謂真正的當事人意願」相關的嚴重問題。執行安樂死的難處在於，究竟該重視預立醫囑或是當下的意願（本書第四章將深入討論該問題）。

區域安樂死審查委員會的《二〇一四年度報告》顯示該年度以失智症為由接受安樂死的案例共八十一件，內容說明如下：

這八十一起案件幾乎都是失智症初期的患者，代表尚未喪失思考傾向與個性，得以判斷病情與症狀。病人具有要求安樂死的判斷能力，也能預估今後病情發展的情況……區域安樂死審查委員會認定八十一起案件都符合「要件」。

《安樂死法》

失智症惡化會導致醫師難以確認病人的意願，因此多半是在初級階段即執行安樂死。換句話說，失智症患者由於擔心日後症狀惡化而無法表達意願，以致醫師無法執行安樂死，於是放棄想再活久一點的心願，趁症狀輕微時向醫師提出要求。

《安樂死法》於二〇〇二年立法施行之際，適用對象不包括失智症患者。然而，二〇〇六年時出現了對失智症患者執行安樂死的案例，十年後的二〇一六年已增加至一四一件。同時，荷蘭也發生失智症患者逐年增加的現象。近年來由於早期發現的機率越來越高，初期階段便接受安樂死的問題益發嚴重。荷蘭的老年醫學與安寧緩和醫療專家凱斯・古哈德（Kees Goedhart）醫師指出自己的憂慮：

荷蘭當前的重要課題是如何對失智症患者執行安樂死。例如病人在罹患失智症之前公開表示：「如果我得了失智症，等到我無法分辨兒女與孫子時就不想活下去了。這種時候請讓我安樂死。」

然而困難的是，病人罹患失智症時已經記不得自己曾經在神智清楚、具備判斷能力時寫下的醫囑。可是醫師並無法根據三、四年前寫下的宣誓書執行安樂死。這種作法非常奇怪……身為診斷過多名失智症患者的醫師，我個人的意見是不可能對失智症患者執行安樂死。我無法接受這種行為，所以絕對不會執行安樂死。對失智症患者執行安樂死已然逾矩了。

〈訪問古哈德醫師〉，二〇一三年八月十三日

如同前文所述，荷蘭的醫療環境是家庭醫師與病人建立親密的信賴關係，因此病人的口頭要求勝過書面文件。但是《安樂死法》規定：「倘若病人預立自願安樂死宣誓書，醫師可因應該宣言執行安樂死」（第二條第二項）。

區域安樂死審查委員會於二〇一五年制定的執行指南中，明文規定如何運用表示意願的書面文件。病人無法表達意願之際，醫師能夠以預立的自願安樂死宣誓書代替口頭要求。近年來已承認這種作法。

荷蘭衛生、福利及體育部與司法部於二〇一六年更進一步修正執行安樂死的指南，放寬法令規定，允許醫師對重度失智症的患者執行安樂死。只要失智症患者在尚能表達意願時向醫師提出希望安樂死的書面文件，便能接受安樂死。政府認定「自願安樂死宣誓書」可取代執行安樂死時的口頭確認，促使失智症惡化的患者更容易安樂死。

強押罹患失智症的高齡女性，施打致死藥物

就在規定逐漸放寬之際，原本擔心的風險在二〇一六年四月竟然成真——一名女性醫師偷偷在罹患失智症的七十四歲女性患者的咖啡中摻入鎮定劑，準備等她入睡後注射致死藥物。然而該名病人卻在注射藥物時清醒抵抗，醫師要求家屬強押病人以便注射藥物。病人最後也因此死亡。

醫師認為符合法定要件而提出申報，卻遭到區域安樂死審查委員會斥責。醫師表示，該名患者經常發怒，夜裡也曾在走廊上徘徊，這些症狀即是病人正在承受難以忍受之痛苦的象徵。

站在失智症醫學的角度，這些症狀都是失智症的精神行為（Behavioral and Psychological Symptoms of Dementia, BPSD）。照護失智症患者的關鍵在於避免這些症狀惡化。該名醫師卻認定這些症狀是「病人正在承受難以忍受之痛苦的象徵」，符合足以執行安樂死的要件之一（德國《時代周刊》(*Die Zeit Onlin*) 二〇一八年二月十六日）。

病人雖曾預立醫囑表示有意願安樂死，但執行安樂死的當下是否仍有意願

則不明確。區域安樂死審查委員會將此案文件送交檢察署檢察總長會議。檢察官調查該起案件的犯罪嫌疑，於二〇一八年十一月九日決定起訴該名醫師。這是荷蘭《安樂死法》立法以來的第一起刑事案件（《德國醫師報》（*Ärzte Zeitung*）二〇一八年十一月十日版）。

荷蘭社會雖然容許安樂死，該起事件依舊造成巨大的衝擊。荷蘭的醫師認為，剝奪無法抵抗的病人生命，是違反道德倫理的嚴重惡行，也因此開始推動線上署名，反對為失智症惡化的患者執行安樂死。原本區域安樂死審查委員會認為，所有對惡化的失智症患者執行安樂死的案件皆符合要件。不過發生該起事件之後，卻興起阻止失智症患者安樂死的風潮。呼籲反對的陣營中包括原本推動安樂死法的精神科醫師包德威．沙博（也就是二十九頁的沙博事件的被告）。

沙博近來開始認為荷蘭的《安樂死法》逐漸喪失保障失智症和精神疾病患者等「弱勢族群」的功能。長年研究安樂死問題的沙博醫師在訪談中指出了該法的關鍵問題（Dementia patients too often being killed wrongful），以下將他所提出的問題彙整為四大要點。

失智症與精神疾病患者被施以安樂死的人數大幅增加

沙博並不在意死於安樂死的人數增加，認為真正應當注意的是以失智症和精神疾病為由執行安樂死的案例增多。

如同表1-5所示，失智症患者接受安樂死的案件在二〇〇九年為十二件，到了二〇一六年增加到一四一件，代表七年間暴增了十二倍。慢性精神疾病患者接受安樂死的案件也從零件增加到六十件。沙博對於件數暴增一事感到

1-5　荷蘭的安樂死總人數與死者為失智症、精神疾病患者的人數（2007～2016年）

年	失智症	精神疾病	總人數
2007	—	—	2120人
2008	—	2人	2331人
2009	12人	0人	2636人
2010	25人	2人	3360人
2011	49人	13人	3695人
2012	42人	14人	4188人
2013	97人	42人	4829人
2014	81人	41人	5306人
2015	109人	56人	5516人
2016	141人	60人	6091人

出處：Boudewijn Chabot, Worrisome Culture Shift in the Context of Self-Selected Death (translation), NRC Handelslad 2017年6月1日 https://trudolemmens.wordpress.com/2017/06/19/the-euthanasia-genie-is-out-of-the-bottle-by-boudewijn-chabot-translation/

憂心忡忡。

羅患失智症與慢性精神疾病等腦部疾病的病人正急速增加，這些疾病也都難以痊癒。由於此類疾病患者會長期耗用醫療與照護等經濟資源，因此失智症與精神疾病患的安樂死案件可能會持續暴增。

其實此類案例快速增加與前文提及的終止生命診所關係密切。二〇一五年之前，約有四分之一的失智症患者是由該診所的醫師來執行安樂死。到了二〇一六年，人數比例更是增加至三分之一。二〇一五年之前，終止生命診所的醫師所執行的安樂死案件當中有六成為慢性精神疾病患者。到了二〇一六年，人數比例增加至四分之三（六十人當中有四十六人）。然而，無論是區域安樂死審查委員會的年度報告還是荷蘭健康研究與發展組織每五年提出一次的評鑑報告，都不曾提及這些數據。

區域安樂死審查委員會的年度報告的確記載了二〇一六年共有六十名精神疾病患者接受安樂死，然而報告中並未提及六十人當中共有四十六人是由終止生命診所的醫師執行一事。終止生命診所的年度報告也未提出該數據。

沙博懷疑資訊不公開並非偶然。

拒絕「合理的解決方案」

執行安樂死的要件中，最為重要的是「醫師確定病人的疼痛永恆持續且難以忍受」與「醫師與病人確定沒有其他合理的解決方法可改善病人的症狀」。沙博表示這兩項條件關係緊密。

過去認為病人進入安養機構或接受藥物治療是代替安樂死的「合理解決方案」，選擇安樂死之前至少必須嘗試過這些「解決方案」。然而，自從立法承認病人的死亡自決權，病人可以自行選擇拒絕這些「解決方案」。因此現在病人可以拒絕合理的選擇。許多醫師感覺合理的替代方案再也無法防堵安樂死。

由此可知，合理的代替方案這項剎車也逐漸消失。十八頁提及的三項最重要的要件已消失了二項，以致「病人要求安樂死為深思熟慮之結果，且具持續性」成為僅存的判斷關鍵。儘管如此，區域安樂死審查委員會依舊在年度報告中營造「永恆持續且難以忍受的疼痛」實際上非常重要的假象，遭到沙博強烈批判。

即使是負責治療的醫師，實際判斷病人是否深切且持續渴望死亡都已經十分困難了。失智症與精神疾病患者的安樂死多半由終止生命診所的醫師負責執行，他們基本上卻不曾治療過這些病人。彼此缺乏醫病關係，判斷更是難上加難。儘管如此，終止生命診所的精神科醫師依舊主張沒有醫病關係也能夠判斷。這代表實際現狀是由不曾治療過病人的醫師來對病人的痛苦沒有機會改善、難以忍受且缺乏替代方案來進行最終判斷。

區域安樂死審查委員會的極限

區域安樂死審查委員會的工作是在事後審查醫師的判斷是否合適。審查委員十分清楚這是項艱鉅的任務。醫師與諮詢的醫師聆聽病人傾訴，判斷對方的確承受「難以忍耐」的痛苦。這種判斷不容外人置喙。

《安樂死法》施行以來，荷蘭健康研究與發展組織每五年發表一次相關的評鑑報告。二〇一二年發表的第二次評鑑報告便明確表示，區域安樂死審查委員會幾乎不曾討論案例是否符合「要件」的「醫師確定病人的疼痛永恆持續且難以忍受」。區域安樂死審查委員會於二〇一六年審查了二〇一件失智症與精神疾病患者的安樂死案件，認為不符合該要件的案例僅有一起。

沙博質疑這項每年耗費約四百萬歐元[6]的制度其實並未解決任何問題。儘管《安樂死法》解釋的基礎建立於「醫師與諮詢的醫師是以何種標準認定疼痛永恆持續且難以忍受」。

不僅如此，區域安樂死審查委員會對於無法了解自己即將遭到殺害的失智症患者的安樂死實際上如何執行，始終保持沉默。沙博因而懷疑審查過程是否真的透明。

認為是「良心工作」的組織文化

根據二〇一六年的統計，終止生命診所裡共有四十名醫師，執行的安樂死件數合計共四九八件，代表一位醫師平均執行十二件，等於一個月執行一件。

6 譯註：折合台幣約一億四千萬元。

習慣每個月替人注射致死藥物的醫師，心態上會出現何種改變呢？

沙博表示，他們立意良善，卻貌似熟悉如何煽動殘障弱勢族群隱藏於生存意願背後的自殺願望，把點點星火擴大成燎原大火。

終止生命診所發展出安樂死是「良心工作」的組織文化，在對象是重度失智症與慢性精神疾病患者時更顯如此。這些醫師認為自己站在執行安樂死的「第一線」，對於診所是「具備專業知識與技術的中心」而自豪。可惜的是，他們幾乎毫無關於安寧緩和醫療的專業知識，並且認為病人拒絕安寧緩和治療也是一種自主決定，所以無須學習相關的專業知識。

終止生命診所拒絕了很多起要求安樂死的申請。然而拒絕一事並非重點，因為不符合安樂死條件的人本來就會主動去聯絡他們。

如同前文所述，沙博指出以失智症和精神疾病為由執行安樂死的件數逐漸增加、輕視「合理的解決辦法」、區域安樂死審查委員會的審查有其極限，以及終止生命診所的文化共四大問題，憂心《安樂死法》之後究竟會如何發展，懷疑荷蘭執行安樂死的現場已經開始暴走。

各界批判荷蘭安樂死制度的聲浪排山倒海而來，大多數來自反對立法允許安樂死的支持者。然而，大力促成安樂死合法化的沙博也對現況提出一針見血的批評。他之前表示安樂死的件數一年超過一萬件也無須在意，贊成安樂死制度的心態至今依舊堅定。既是有力的支持者，又熟知內部情況，沙博的意見聽起來格外沉重。

安樂死人數增加的背景

荷蘭安樂死人數年年攀升的理由和日本一樣，戰後嬰兒潮高齡化促使死亡人數暴增。不再虔誠信仰基督教，益發渴望自行決定死亡也是理由之一。區域安樂死審查委員會秘書長菲榭(N. E. C. Visée)博士表示：

> 嬰兒潮世代逐漸高齡化，這群人希望能完全掌控自己的人生。相較於過往的老年人，感覺他們更容易下定決心要求安樂死。
>
> 《荷蘭安樂死審查委員會訪問記錄》

前文提及的老年醫學與安寧緩和醫療專家凱斯．古哈德醫師對於這種傾向的看法如下：

基督教信仰是重要的因素之一。有信仰的人認為上帝無所不能，相信一切都掌握在上帝手中。這群人仰賴上帝，無法自行決定終止人生。荷蘭的基督教徒幾乎都反對安樂死，反而贊成安寧緩和醫療。

然而過去五十年來，荷蘭的基督教徒逐漸減少。隨著基督徒減少，安樂死的聲勢開始高漲。又以高學歷基督徒的減少為最。選擇安樂死的病人多半希望能自行決定一切，格外重視獨立自主，例如「我覺得這樣不好，我要自己安排」。這種人會對家庭醫師說：「醫生，我受不了這種疼痛了。這實在太痛苦了。我想在星期六上午十點安樂死。」

然而這樣的委託人畢竟還是少數。想自己掌握一切的人約莫占全體國民的一到二成。大多數的荷蘭國民不會要求安樂死，而是人生都在自己的掌控之下，想要自行決定一切的人才會選擇安樂死。

《荷蘭安樂死審查委員會訪問記錄》摘要

這番話說明了當前荷蘭社會的風氣，筆者對此興致盎然。荷蘭是基督教國家，深受生命長短掌握在上帝手中的價值觀影響。然而，隨著基督教信仰逐漸衰退，人們「想要自行決定」如何死亡的心態日益強烈。尤其是戰後嬰兒潮世代高齡化，當中希望能掌控人生所有大小事的人率先選擇安樂死，成為安樂死的新案例。

路克．岱里恩斯（Luc Deliens，布魯塞爾自由大學，專長為社會學、健康科學與安寧緩和醫療研究）教授根據大規模的歐洲價值觀調查結果進行研究後發現，信仰衰退、相信一切皆應自行決定與接受安樂死的程度三者關係緊密（〈安樂死——歐洲與比利時的態度和實務〉）。

區域安樂死審查委員會秘書長菲榭博士針對「最近的變化」做了如下的說明：

關於要件……剛開始執行《安樂死法》時都是按照字面解釋行動，最近卻連醫界都出現試探釋義界線的醫師。這種情況中的病人多半罹患失智症或精神疾病。現在委員會和醫學會、荷蘭自願終止生命協會討論的焦點是關於擴大解釋「要件」的限制範圍。

《為了思考末期醫療》

西奥．布爾教授（Theo Boer，烏特勒支大學，專長是倫理學與神學）是支持安樂死的穩健派，曾於二〇〇五年到二〇一四年擔任區域安樂死委員會審查委員。他對於近年來安樂死適用範圍擴大一事有所質疑。法律規定，除非三名審查委員都表示質疑，否則不會函送檢方。布爾本人懷疑有問題的案件往往遭到多數否決，因此從未出現函送檢察署的案件。

同時《安樂死法》並未規定僅能在臨終之際執行安樂死。他認為問題正是出在法令未明確規範僅適用於死期將至的情況。自從《安樂死法》施行以來，共執行了三萬五千起安樂死，其中有七十起案件函送檢方，卻沒有任何一件遭到起訴（Rushing toward death? Assisted dying in the Netherlands. 此文發表時尚未出現遭到起訴的案件，之後如同前文所述，開始出現遭到起訴的案件）。

荷蘭為了消弭私下執行安樂死的情況而立法，制定完善的審查機制以有效監督醫師遵守法令。區域安樂死審查委員會在年度報告中表示，僅有少數案件判定不符合「要件」，弱勢族群在立法之後也不曾被迫接受安樂死，因此評鑑並未發生「滑坡現象」。荷蘭為了嚴格執行法令與保障過程透明的態度和心血值得眾人學習。

然而在二〇一六年四月，卻發生醫師強押罹患失智症的女性接受「安樂死」的事件，令人對委員會的評鑑結果產生質疑。安樂死的適用範圍是否會逐漸擴大，主管機構與相關人士會否擴張解釋法令，將是今後注目的焦點。

第二章

允許安樂死的國家與地區

——醫師與當事人執行的情況

比利時在荷蘭通過《安樂死法》的第二年，也就是二〇〇二年時通過了《安樂死相關法》（以下簡稱《安樂死法》），比荷盧聯盟之一的盧森堡則在二〇〇九年時不顧國家元首大公的反對，通過相同的法律。位於大西洋另一邊的加拿大也追隨在後，於二〇一六年立法允許安樂死。

本章介紹其他國家是如何暨荷蘭之後制定《安樂死法》以及各國的特徵。

一　對安樂死「最寬容的國家」比利時——兒童也可以要求安樂死

比利時的《安樂死法》

比利時通過《安樂死法》的時期和荷蘭相差無幾。然而荷蘭是經過長年的議論方才立法通過，比利時的議會與政府卻只討論了三年（〈荷蘭與比利時的安樂死與醫助自殺〉）。

比利時的《安樂死法》與荷蘭極為相似，本節針對相異點介紹（參考〈比利時末期醫療相關法律之情況〉）：

首先是法律內容正如其名。荷蘭的《安樂死法》從頭到尾都沒有出現過「安樂死」一詞，而是以「終止生命」和「輔助自殺」代替。相較之下，比利時的《安樂死相關法》（以下簡稱《安樂死法》）是第一個將「安樂死」（l'euthanasie）的概念放進法律名稱的國家。該法定義安樂死為「根據當事人的要求，由第三人執行有意結束當事人生命之行為」（第二條）。然而法律並未明確規定輔助自殺，詳情待後文說明。

荷蘭的《安樂死法》大幅修正了《刑法》（第二十條），比利時的《安樂死法》則並未修正《刑法》條文。《安樂死法》第三條規定「確認」符合一定的條件與手續者，「不視為犯罪」，不受《刑法》處罰（第三條第一項）。

比利時允許安樂死的要件與荷蘭類似：須為當事人自願且深思熟慮後的要求；缺乏治癒其疾病的醫學手段；病人承受永恆持續且難以忍受的肉體或精神上的痛苦且醫師無法緩解其痛苦；痛苦源自疾病或意外而引發的嚴重且無法治癒的病症。

執行安樂死後的手續——兩個檔案

執行安樂死之後所需進行的手續也和荷蘭類似。執行安樂死或輔助自殺的醫師向聯邦監督評鑑委員會提出規定的文件，由委員會進行事後審查。

委員會共有十六名委員，包含八名醫學博士（至少要有四人是比利時的大學教授）、四名比利時的大學法學教授或律師，以及四名專家（研究病人所罹患的絕症）。議會議員、中央或地方政府相關人士不得於任期中兼任委員。任期為四年，可連任。荷蘭共有五個區域安樂死審查委員會，比利時只有一個。

委員會審查提出的案件，於兩個月之內「表示」是否符合法定要件。與荷蘭不同之處在於：為方便醫師提出文件，採取醫師與病人匿名的方式。

醫師提出的登錄文件分為兩個檔案，第一個檔案裡記載了病人的姓名、地址與醫師的姓名等；第二個檔案則全部匿名。委員會一般僅根據第二個匿名檔案判定是否符合法定要件。倘若認定需要補充資訊方能判斷，則投票表決解除匿名，打開第一個檔案。根據彙整二〇一六與二〇一七年所有案件的最新報告指出，匿名判定的案件占七六．三％，解除匿名審查的案件占二三．七％。

事前宣言與輔助自殺

比利時的《安樂死法》第三章有關於「事前宣言」的法條，規定「為免日後當事人無法表達意願，可於宣言中註明希望接受安樂死」。這是針對病情惡化以致意識不清或是失智症惡化等情況的對策。病人在無法表達意願之前所制定的宣言有效期限為五年。

荷蘭與後文提及的盧森堡的《安樂死法》包含輔助自殺的相關法條，比利時則並未出現任何相關規定。應該是考量基督教自古以來認為自殺是大罪。但在二〇〇五年修法時亦補充，即使藥劑師交付醫師致死藥物，「醫師遵守該法，根據記載清楚的處方籤執行時，不視為犯罪」（第三條第二項）。

補充法條代表比利時承認醫師處方致死藥物的醫助自殺也是安樂死的一種。然而，法令依然未明文規定輔助自殺。儘管如此，聯邦監督評鑑委員會依舊報告醫助自殺的件數，認定符合法定要件。委員會表示，法令並未明確規定執行安樂死的方法（〈比利時末期醫療相關法律之情況〉）。

另一方面，比利時的安寧緩和醫療相關法律於二〇〇二年立法通過，時間與《安樂死法》約莫相同。該法規定，必須對於所有絕症患者提供合適的安寧緩和醫療，「儘可能確保病人享有良好的生活品質」。除此之外，規定病人權利的法律（二〇〇二年）以世界醫師總會的「里斯本宣言」為本，制定所有關於病人的權利，其中包括拒絕治療的權利。中止治療使病人致死的案件便是根據該法執行。

允許兒童安樂死

比利時在二〇一四年修法通過，認定疾病進展至末期的兒童也有選擇死亡的權利，擴大安樂死的適用範圍。這代表比利時的安樂死取消年齡限制，允許兒童安樂死。

二〇〇二年通過的《安樂死法》規定，得以要求安樂死的病人必須是具有完全行為能力的成年人（十八歲以上）或十六歲以上的已婚人士。然而二〇一四年卻修法改為「具備判斷能力的未成年者」只要符合規定的條件亦能接受安樂死。

兩者差異在於成年人的安樂死條件並未限定為疾病「末期」，未成年人則加上「將於短期之內死亡」的要件，規定更為嚴格。

法條並未明確規範未成年人的年齡下限。比利時因而成為全球第一個完全廢除安樂死年齡限制的國家，震驚全球。儘管取消年齡限制，法令規定自願接受安樂死的未成年人必須「具備明辨事理的能力」，並由兒童精神科醫師或心理醫師判斷是否具備能力。

比利時的憲法法庭於二〇一五年十月廿九日判決「未成年人必須具備的判斷能力乃用於評估是否能接受安樂死與其結果的實際影響，新生兒與幼童排除於安樂死適用範圍之外」（〈比利時末期醫療相關法律之情況〉）。

對於修法後的適用對象擴大至兒童一事，反對聲浪不僅來自國外，也出現在比利時國內。除了基督教相關人士之外，還包括醫界與一般民眾。例如，由一百六十名小兒科醫師所組成的團體（占比利時小兒科醫師總人數的一成）發表了反對的公開信，認為修法沒有必要亦不緊急。但比利時議會依舊在二〇一四年二月以八十六票贊成、四十四票反對和十二票棄權通過該法。投下贊成票的是自由民主黨、社會黨、綠黨，以及荷語圈的地區主義黨派，反對方則是基督

教民主黨等（《世界報》二〇一四年二月十三日）

認為應當允許兒童安樂死的贊成派所提出的例子是，罹患絕症的兒童往往想法老成，連大人都自嘆弗如。然而，即使是人生經驗豐富的成年人也難以判斷生死問題，允許明顯缺乏人生經驗的兒童擁有死亡自決權，是否真能保障兒童人權仍有待商榷。

比利時實際執行《安樂死法》的情況

比利時的《安樂死法》規定，聯邦監督評鑑委員會有義務每兩年彙整審查案件的統計結果與評鑑成績，並向議會提出報告。根據聯邦監督評鑑委員會於二〇一八年公布的第八次報告，分析比利時安樂死案件的統計概況與實際運用情況。

比利時安樂死的執行件數如表2-1所示。

比利時的《安樂死法》從二〇〇二年九月廿三日起施行，因此二〇〇二年僅二十四件。然而到了二〇一〇年卻增加至九五三件，之後的五年間增加至二

2-1 比利時安樂死的變遷（2003 ～ 2017）

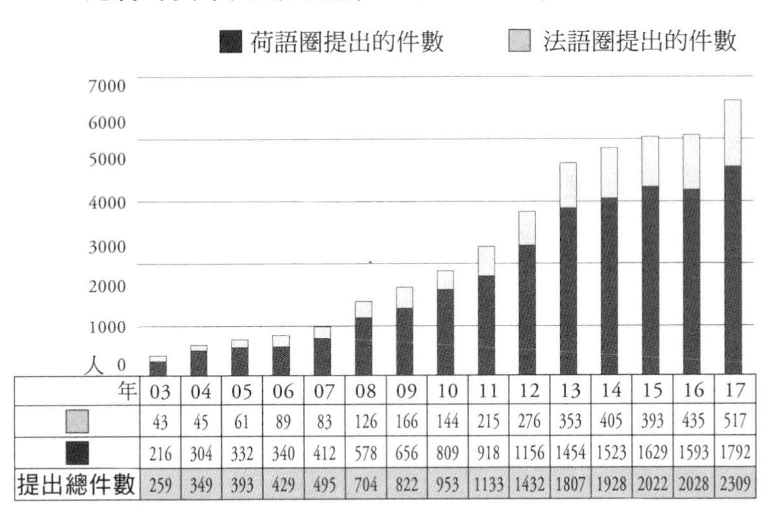

年	03	04	05	06	07	08	09	10	11	12	13	14	15	16	17
法語圈提出的件數	43	45	61	89	83	126	166	144	215	276	353	405	393	435	517
荷語圈提出的件數	216	304	332	340	412	578	656	809	918	1156	1454	1523	1629	1593	1792
提出總件數	259	349	393	429	495	704	822	953	1133	1432	1807	1928	2022	2028	2309

備註：2003年的統計數字包括2002年的三個月份。
出處：聯邦監督評鑑委員會於2018年公布的第八次報告。Commission fédérale de contrôle et d’évauluation de l’euthanasie Commission euthanasie Huitième rapport aux Chambres législatives années 2016-2017

・一倍以上，更於二○一七年暴增至二三○九件。相較於前一年，增加了一四%。二○一七年時，比利時的人口約一一三○萬人，死亡人數為十一萬人。這代表死因為安樂死的人數約占所有死亡人數的二・一%。

比利時居民是由操佛萊明語（比利時荷蘭語之舊稱）的佛萊明人，以及操法語的瓦隆人所組成，前者占五八％，後者占三一％。從語言分類來看，荷語圈提出的申請件數遠多於法語圈，高達七八％，法語圈僅二二％（二〇一六～二〇一七年）。荷語圈的比例之高，受人矚目。這應該是受到鄰國荷蘭的影響。

表2-2顯示接受安樂死的年齡與疾病等屬性。二〇一六年與二〇一七年死因為安樂死者合計四三三七人，以兩年之間的安樂死總人數計算各項比例。

由此表可知，六十到八十九歲者占七六％，未成年人共三人。自二〇一四年修法取消安樂死的年齡限制，使得兒童也能安樂死之後，統計結果第一次出現未成年的安樂死案例，因此報告中記錄了詳情。

三名未成年人的年齡分別是九歲、十一歲與十七歲，疾病分別是杜興氏肌肉營養不良症所引發的肌肉與神經肌肉障礙、膠質母細胞瘤（一種腦部的惡性腫瘤）與囊腫性纖維化所引發的代謝機能異常。

三起案例的申報文件都記載了詳細內容，聯邦監督評鑑委員會也確認三名未成年人都經過兒童精神科醫師或心理醫師鑑別是否具備明辨事理的能力。由於是包括精神科醫師等眾多醫師與照護者共同協商的結論，聯邦監督評鑑委員

2-2 比利時的安樂死概況（2016與2017年／總人數4337人）

◎年齡

年齡	人數	比例
未滿18歲	3人	0.1%
18～29歲	19人	0.4%
30～39歲	37人	0.9%
40～49歲	133人	3.1%
50～59歲	418人	9.6%
60～69歲	920人	21.2%
70～79歲	1138人	26.2%
80～89歲	1237人	28.5%
90～99歲	414人	9.5%
100歲以上	18人	0.4%

◎疾病

疾病	人數	比例
癌症	2781人	64.1%
合併罹患多種疾病	710人	16.4%
神經系統疾病	301人	6.9%
心血管疾病	169人	3.9%
呼吸系統疾病	137人	3.2%
精神及行動障礙	77人	1.8%
肌肉骨骼與結締組織的疾病	43人	1.0%
外傷與中毒所引發的疾病、其他外界因素所引發的結果	35人	0.8%
其他	84人	1.9%

◎申報文件所記載的各類痛苦比例

痛苦類別	比例
肉體與精神的痛苦	62.5%
肉體的痛苦	33.5%
精神的痛苦	4.0%

◎死亡地點

地點	人數	比例
自家	1954人	45.1%
醫院	1686人	38.9%
長期照護機構	604人	13.9%
其他	93人	2.1%

◎諮詢的醫師種類比例

醫師種類	比例
家庭醫學科醫師	36.5%
專科醫師	35.8%
LEIF／EOL結業之醫師	20.4%
安寧緩和醫療專科醫師	7.4%

出處：筆者根據聯邦監督評鑑委員會於2018年公布的第八次報告。Commission fédérale de contrôle et d' évauluation de l' euthanasie Commission euthanasie Huitième rapport aux Chambres législatives années 2016-2017 自行製表。

會一致承認三起申報案例符合法定要件。

說明案例詳情之後，報告以如下理由解釋取消年齡限制的正當性：「慶幸僅有少數兒童接受安樂死，然而安樂死的適用範圍擴大至具備判斷能力的兒童有理可循。放寬限制的目的在於給予兒童選擇人生結局的自由與對話的機會。」

在疾病種類方面，以癌症居多，占六四・一％。

痛苦的種類則如表2-2的「申報文件所記載的各類痛苦比例」，精神的痛苦包括仰賴他人所造成的痛苦、失去獨立自主的能力、孤獨、絕望、喪失尊嚴與擔心失去和社會接觸的能力等。

除此之外，死期將至的案例為三六八三件，約占整體的八五％。無法預測會在短期內死亡的案例共六五四件，占整體的一五％。

《安樂死法》規定醫師必須負起「向其他醫師諮詢疾病的嚴重與無法治癒的性質……」的義務（第三條第二項第三款）。不僅如此，「諮詢的醫師必須掌握病歷內容，診斷病人，確認病人的確承受肉體或精神上永恆持續、難以忍受且無法緩解的疼痛」(出處同上)。法條同時規定接受諮詢的「第一位醫師與患者、主治醫師並無利害關係,必須具備(與病人所患疾病)相關之病理學專業知識」(出處同上)。

「第一位醫師」的種類比例如表2-2的「諮詢的醫師種類比例」所示,家庭醫學科醫師占三六·五%,專科醫師占三五·八%,終結生命資訊論壇(LEIF)/終結生命論壇(EOL)結業的醫師占二〇·四%,安寧緩和醫療專科醫師占七·四%。

生命資訊論壇與終結生命論壇是公開的論壇,目的在於提供建議,協助決定與執行安樂死的醫師、接受安樂死諮詢的醫師、醫療相關人員、病人及其家屬。自該組織的培訓課程結業的醫師負責約二成的安樂死案件。

前文提及的基於「事前宣言」而執行安樂死的案例,在這兩年間共五十八件,占整體的一·三%。本書介紹荷蘭安樂死現況的章節中曾提到,自願安樂死宣誓書的效力仍待商榷,而比利時的《安樂死法》則規定五年以內制定的宣言全部有效(第四條第一項)。因此這五十八起案件都視過去制定的宣言而有效。

死亡地點也如表2-2所示，四五％在自家，三九％是在醫院。於長期照護設施接受安樂死的案例在二〇一七年增加為三四八件，占全年整體的一五％。

除此之外，二〇一六與二〇一七年這兩年間並未出現任何違反法定要件的案件，因此沒有任何一起案件函送檢方。

然而二〇一五年時出現第一起《安樂死法》施行以來判定不符合法定要件而函送檢方的案件：馬克・范・霍伊（Marc Van Hoey）醫師於二〇一五年六月廿二日為隔天即將過生日的八十四歲女性席夢娜・德・摩爾（Simona De Moor）執行安樂死。

席夢娜並未罹患生理或心理的疾病，而是因為三個月前失去女兒而悲嘆不已，希望能與女兒再度相聚。霍伊醫師處方了數個月的抗憂鬱藥物後，判定席夢娜由於女兒離世而承受難以忍受的痛苦，並且不願意接受治療，於是接受她的要求，執行安樂死。安樂死的申報文件上註明病名是「反應性憂鬱症」。不過他並未諮詢另一名醫師的意見（《比利時末期醫療相關法律之情況》）。在發生此一函送檢方的案件之前，委員會一共受理了一萬二千起申報案件。

來自歐洲生物倫理研究所的批判

歐洲生物倫理研究所（European Institute of Bioethics）在比利時施行《安樂死法》的第十年，根據獨特的觀點彙整批判比利時實際執行《安樂死法》的情況。該研究所於二〇〇一年設立於布魯塞爾，是由一群關心生物醫學發達所伴隨而來的法律與倫理問題的醫師、法律專家與科學家所組成的非營利組織。生物倫理學的根本是保障人類從懷孕到自然死亡的尊嚴，研究所的目標是對精緻化生物倫理學有所貢獻，

如同前文所述，聯邦監督評鑑委員會的使命是審查申報的安樂死案件是否符合法定要件。歐洲生物倫理研究所批評委員會並無權限，卻擅自擴大解釋法條。以下是研究所所舉出的例子，指出委員會由於恣意解釋條文，導致法律規範近乎無效。

（一）缺乏書面宣言

《安樂死法》規定病人必須以書面要求安樂死（第三條第四項）。但是在二

〇〇二與二〇〇三年的兩年之間，卻有十四起案件並未提出病人要求安樂死的書面文件。聯邦監督評鑑委員會認為是因為死期過於急迫，故擅自認定這種情況無須書面要求。

（二）要件：病人必須處於病情嚴重且無法治癒的狀態

第二次報告（二〇〇四與二〇〇五年）發現執行安樂死的疾病名稱出現「合併罹患多種疾病」的項目。「合併罹患多種疾病」原本是指罹患各種威脅生命的絕症。然而第四次報告（二〇〇八與二〇〇九年）卻出現合併罹患多種非致命疾病的患者也被歸類於此。聯邦監督評鑑委員會認為疾病本身雖然不會直接威脅生命，但合併罹患多種疾病亦可視為符合罹患絕症的條件。

（三）要件：病人承受無法緩解、永恆持續且難以忍受的痛苦

聯邦監督評鑑委員會在第一次報告中表示，評估病人是否承受難以忍受的痛苦的條件相當主觀，會隨著病人的人格、想法與價值觀而有所不同。關於無

法緩解的疼痛一事，也必須考量病人有拒絕緩和治療的權利。因此，當病人拒絕緩解疼痛的治療方式時，代表病人一直處於「承受無法緩解、難以忍受的痛苦」的狀態。驗證病人的痛苦是否難以忍受且無法緩解是聯邦監督評鑑委員會的使命，也是《安樂死法》的核心，委員會卻自行決定無法行使該使命。

（四）醫助自殺的案例

聯邦監督評鑑委員會發現有幾起案例是醫師交付病人致死藥物（巴比妥酸），由病人自行服用。這已經不屬於安樂死，而是醫助自殺，並不符合《安樂死法》明確規定的定義。然而聯邦監督評鑑委員會從第一次報告開始便自行擴大解釋法條，認定只要尊重《安樂死法》所規定的條件與手續，醫助自殺便不違法；執行安樂死的具體方法則由醫師負責決定（Euthanasia in Belgium: 10 years on／〈比利時末期醫療相關法律之情況〉）。

躁鬱症患者與受刑人接受安樂死

儘管遭到歐洲生物倫理研究所批判，但相較於荷蘭，比利時聯邦監督評鑑委員會的審查態度顯得十分寬大。比利時因此被視為「對安樂死最寬容的國家」。在寬大的審查之下，發生了幾起引人矚目的案例：

首先是躁鬱症患者的安樂死事件。憂鬱症是自殺的主因之一，因此比利時嚴格審查憂鬱症等精神疾病患者的安樂死申請。但在二〇一三年還是發生了對躁鬱症患者執行安樂死的事件。根據國際記者宮下洋一的詳盡報導，該名患者受躁鬱症所苦長達三十年以上，直到四十九歲時方才藉由醫師執行安樂死，結束人生（《直到安樂死結束為止》）。

監獄受刑人的安樂死也引發眾人討論：一名因為強姦殺人等罪行服刑二十六年的受刑人獲得允許安樂死的許可。

該名受刑人因多起強姦罪與一項強姦殺人罪而判處有期徒刑。他認為自己對社會造成威脅而拒絕早期假釋，卻主張坐牢是難以忍受的不人道狀態，要求前往精神醫療中心接受治療，否則就讓他安樂死。

辯護律師表示，該名受刑人精神上一直承受無法克制強烈性衝動的「難以忍耐」的痛苦，多年來持續請求政府允許他接受輔助自殺。受刑人的狀況符合法定要件，律師本人也覺得「他受不了這種情況，已經無法承受這種痛苦」。

醫師群承認他的要求，決定根據當事人的意願，於二〇一五年一月十一日在監獄注射致死藥物，執行安樂死。然而該起事件遭到媒體曝光，引來人權活動人士抗議，結果法務部長在即將執行安樂死之際宣布中止，並將該名受刑人移送醫療設施（法新社二〇一四年九月十六日、二〇一五年一月七日）。雖然最後並未執行安樂死，但還是留下了無法克制強烈性衝動的受刑人以持續承受「難以忍受」的精神痛苦為由，獲得安樂死許可的事實。

其他案例還包括允許變性手術失敗的男性以「明顯承受難以忍受的精神痛苦」為由，於二〇一三年九月三十日接受安樂死（法新社二〇一三年十月二日）。

歐洲生物倫理研究所的理事卡琳．布羅歇爾（Carine Brochier）表示，從這些案例可知比利時已經發生「安樂死的輕率化（淺薄化）」（奧地利通訊社二〇一七年十一月一日）。現在安樂死已經成為比利時人普遍的死法之一。

二　盧森堡——為了引進安樂死而不顧國家元首反對，修正憲法

國家元首拒絕簽署

盧森堡的人口雖然不滿六十萬人，但國內生產毛額卻在全世界數一數二。這個屬於比荷盧聯盟之一的小國對於安樂死的態度同樣十分積極。盧森堡的議會在二〇〇九年通過了《安樂死與輔助自殺相關法》（以下簡稱《安樂死法》）。該法規定醫師依照規定的條件執行安樂死或醫助自殺可除罪化。針對安樂死與醫助自殺除罪化，盧森堡的國民討論了二十年以上，議會也從一九九六年開始審議。成為目前《安樂死法》的法案則是於二〇〇二年向議會提出，討論了七年方才通過。

然而身為國家元首的亨利大公（Grand Duke Henri）卻以違反自己的良心為由，拒絕簽署，導致議會無法頒布該法。這是盧森堡憲政史上的頭一遭危機。結果議會選擇修正憲法，改為無須國家元首署名即可頒布法律，這才終於順利頒布《安樂死法》。由此可知，盧森堡期盼《安樂死法》已到不惜修正憲法的地

步(〈盧森堡末期醫療相關法律之現況與課題〉、〈盧森堡的死亡輔助〉)。

《安樂死法》的概要

盧森堡的《安樂死法》以比利時為參考對象，因此基本架構雷同。然而盧森堡的《安樂死法》第十四條提及修改《刑法》的條文(依照規定的條件執行安樂死，不受《刑法》處罰)，比利時則並未因此修正《刑法》。

事後審查的機制也和比利時、荷蘭類似。負責審查的單位是隸屬衛生部的國立監督評鑑委員會。以下分析其組織架構與職責。

委員會共有九名成員，包括三名醫師(醫療從業人士團體推薦一人、醫師公會與牙醫公會推薦二人，但是必須包括一名具備疼痛控制治療經驗者)；三名法律專家(律師協會所推薦的官方律師一人、最高法院推薦的法官一人、盧森堡大學教授一人)，以及保健相關行業的若干理事會推薦之保健相關人士一人、主張保障患者權利的組織代表二人。但是國會議員、隸屬政府或國務院的人員不得擔任委員。

委員長由委員互選。委員任期三年，最多可連任三任。

醫師執行安樂死或輔助自殺後，必須於八天之內向委員會申報。委員會則必須在申報後兩個月內審查，評鑑執行是否妥當。

醫師提出的文件分為兩個檔案：第一個檔案包括患者個人資訊、執行醫師與徵求第二意見的醫師真名；第二個檔案裡的患者個人資訊等資料則為匿名。委員會審查時使用第二個檔案，出現疑義時以投票表決解除匿名，參閱第一個檔案。這種作法和比利時類似。

委員會審查後判斷不符合《安樂死法》第二條第二項規定之「手續要件」（提供患者的資訊、病歷記載之醫病協議與其結果，以及與患者多次面談等）者，會送交主治醫師註明理由的通知。醫師公會也會收到所有文件與註明判斷理由的通知副本。醫師公會在收到通知的一個月之內，以成員投票表決的方式決定是否懲處該名醫師。

至於醫師並未符合《安樂死法》第二條第一項所規定的「實際要件」（病人必須是具有完全行為能力之成年人、要求執行安樂死時意識清楚、病人的要求為自願且深思熟慮的結果、病人反覆要求安樂死、病人的痛苦無法以醫療手段解決且為永恆持續、難以承受者等），則由委員會函送檢方偵辦。檢察官調查是否依《刑法》起訴該名醫師。

相較於荷蘭與比利時，盧森堡的《安樂死法》規定不符合「手續要件」的醫師由醫師公會決定是否懲處，不符合「實際要件」的醫師則函送檢方偵辦。這點是盧森堡審查安樂死的特徵。

除了審查安樂死案件，委員會還有一項重要的任務——負責維護登錄包含要求安樂死等預立醫囑的官方資料庫（《安樂死法》第四條第二項）。

與比利時相同，盧森堡的《安樂死法》也詳細規定事前指示安樂死的「末期意願書」。最大的特徵是「末期意願書」必須在事前就向國立監督評鑑委員會登錄。截至二〇一六年的登錄人數與年齡層分布如同表2-3所示。登錄者以五十一到八十歲者居多。

國立監督評鑑委員會每五年必須向登錄「末期意願書」的當事人確認其意願，以免醫護人員根據舊的意願書執行安樂死。

2-3 盧森堡的末期意願書

◎登錄人數

年	2009~2010	2011~2012	2013~2014	2015~2016	總計
男性	285人	222人	272人	224人	1003人
女性	396人	346人	427人	346人	1515人
總計	681人	568人	699人	570人	2518人

◎年齡層

18～40歲	27人	51～60歲	105人	71～80歲	144人
41～50歲	51人	61～70歲	168人	81～100歲	68人

出處：國立監督評鑑委員會第四次報告書（2017年公布）Commission Nationale de Contrôle et d'Évaluation de la loi du 16 mars 2009 sur l'euthanasie et l'assistance au suicide, Quatrième rappor à l'attention de la Chambre des Députés (Années 2015 et 2016)

特徵是搭配安寧緩和療法的配套措施

與《安樂死法》同一天通過的還有《安寧緩和醫療、預立醫囑與送終相關法》（以下簡稱《安寧緩和醫療法》）。這也是盧森堡建立完整《安樂死法》系統的一大特徵。為了保障「死亡品質」，必須兩者相輔相成、缺一不可，因此盧森堡議會同時討論二法。

安寧緩和醫療是本書第四章的主題，本章應需求簡單介紹。《安寧緩和醫療法》第一條規定「安寧緩和醫療的權利內容與定義」，其定義為「罹患絕症、病情嚴重的患者在非末期或末期時皆有接受安寧緩和醫療的權利」（該定義是因為安寧緩和醫療經常遭人誤解對象為末期病人，詳情待終章說明）。該法亦規定實現接受安寧緩和醫療的權利，必須由跨部門的團隊進行「積極持續且相互合作的醫療」。第二條並規定醫師在病人痊癒或改善無望時不進行或中止不適合的治療，無須負擔民事與刑事上的責任。

《安寧緩和醫療法》的用意在於為中止維生治療除罪化，《安樂死法》的用意則在於為積極終止生命除罪化。

筆者必須再三強調，盧森堡的《安樂死法》結構特徵在於與《安寧緩和醫療法》相輔相成。這種結構乍看之下簡單易懂，卻也因此出現二法互相矛盾之處。具體而言，條文規定法律適用於罹患絕症、病情嚴重的患者，但二法對此卻有諸多說法，彼此的關係有待釋疑。

《安寧緩和醫療法》規定中止治療的要件之一是「罹患絕症、病情嚴重的患者在非末期或末期」（第一條），《安樂死法》規定執行安樂死的要件之一是「其狀態無從以醫療手段解決……承受缺乏改善希望、永恆持續且難以忍受的肉體或精神上的痛苦」（第二條第一項第三款）。這兩種說法究竟是否意指同一種狀態呢？除此之外，《安寧緩和治療法》規定的「預立醫囑」（關於末期醫療方針等指示）和《安樂死法》規定的「末期意願書」（關於安樂死的預立指示）兩者並行，關係卻模糊不清。兩者指示矛盾時又該如何應對呢？

盧森堡的安樂死執行情況

盧森堡是個人口約五十九萬人的蕞爾小國。從二〇〇九至二〇一六年的八年之間，接受安樂死的人數為五十二人。每年的人數變遷如表2-4所示。其中要求安樂死者五十人，根據末期意願書接受安樂死者一人，輔助自殺者一人。性別分布為男性二十五人，女性二十七人。年齡分布為六十到七十九歲者三十二人，八十歲以上者十六人。六十歲以上者占九二％以上。疾病則以癌症居多，共四十三人。其次為神經退化疾病者七人與其他疾病者二人。

國立監督評鑑委員會在二〇一七年公布的第四次報告，提出若干項關於執行法律的建言：由於《安樂死法》的認知度不足，必須推動關於《安樂死法》與安寧緩和醫療的啟蒙運動；促進醫師方便取得執行安樂死所需的藥劑與設備；

2-4 盧森堡的安樂死變遷(2009 ~ 2016)

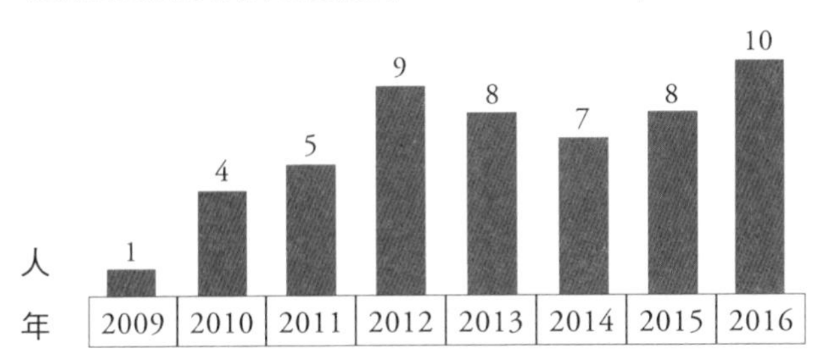

出處：國立監督評鑑委員會第四次報告(2017年公布)Commission Nationale de Contrôle et d'Évaluation de la loi du 16 mars 2009 sur l'euthanasie et l'assistance au suicide, Quatrième rappor à l'attention de la Chambre des Députés (Années 2015 et 2016)

醫師需接受關於安樂死的研習與培訓；建立「預立醫囑」的登錄系統等實務相關項目。

這幾項建言中，最後一項提到醫師擁有拒絕執行安樂死的自由，以及個人的良心自由與醫院、照護設施的方針之間的關係。假設醫師想為病人執行安樂死，所屬醫院的方針卻是「本院拒絕執行安樂死」委員會的立場是醫院不得阻止醫師為病人執行安樂死。

盧森堡衛生部頒布的「安樂死與輔助自殺相關問答」也表示《安樂死法》允許醫師憑個人良心決定是否執行安樂死。良心為個人自由，而非所屬機關之自由。

由此可知，盧森堡政府與國立監督評鑑委員會控制拒絕執行安樂死的權利不得擴大至醫院與照護設施。例如基督教醫院決定該院方針為拒絕執行安樂死，會影響願意執行安樂死的醫師的自由。不得因為此類事由，影響安樂死的普及。相較於荷蘭與比利時，盧森堡的民眾對於安樂死似乎仍很排斥，所以才會出現避免妨礙醫師行動的措施。

三　加拿大同意由醫師以外的人執行安樂死

罕病患者等人的控訴

安樂死合法化的風潮飄過大西洋，進入北美大陸。加拿大聯邦議會在二〇一六年六月十七日通過《醫助自殺法》。筆者對該法制定的過程十分感興趣（〈關於加拿大的尊嚴死與安樂死法〉）。加拿大的《刑法》禁止幫助自殺與受囑託殺人。因此醫師若因應苦於絕症的患者要求，輔助自殺或終止病人生命乃是犯罪行為。罕病患者於是控告《刑法》該法條違憲。

提起訴訟的是肌萎縮性脊髓側索硬化症(Amyotrophic lateral sclerosis, ALS)[1]患者葛羅莉亞・泰勒(Gloria Taylor)、椎管狹窄症(Spinal Stenosis)患者凱・卡特(Kay Carter)的家人與卑詩省公民自由協會(British Columbia Civil Liberties Association,成立於一九六二年,為加拿大最古老的市民自由協會,為擁護、促進與擴大市民自由與人權的自主慈善團體,不隸屬於任何黨派)。

二〇一五年二月六日,加拿大最高法院宣布同意原告等人的主張,宣判《刑法》全面禁止幫助自殺與受囑託殺人違憲。

《刑法》全面禁止幫助自殺,意指禁止醫師協助不可能康復的重病患者終止生命,這樣等於是強迫病人忍受痛苦活下去。這種行為是侵犯了《加拿大權利與自由憲章》(一九八二年制定)第七條所保障的權利:「每個人都有生命、自由和人身安全的權利,此項權利除非依照各項基本司法原則不受剝奪。」其邏輯論述如下。

1 譯註:俗稱漸凍症。

如果罕病患者未能在尚可自行自殺時死亡，便僅能在難以忍受的痛苦中死去，也就是被迫活在痛苦之中。因此，全面禁止幫助自殺造成卡特等人無法放棄「生命的權利」，反而必須背負「生命的義務」。

假使承認國民有拒絕急救與維生治療的權利卻全面禁止醫助自殺，則是侵犯卡特等人的「人格自由與安全權利」。因此，全面禁止幫助自殺是侵犯《加拿大權利與自由憲章》所保障的「生命、自由和人身安全的權利」。

倘若承認國民有中止治療、終止生命的自由，卻禁止醫師積極幫助終止生命，不僅影響前者的自由，同時侵犯病人的「尊嚴與自主」（Carter v. Canada〔Attorney General〕2015 SCC 5 [2015] 1 SCR 331，〈醫助自殺合法化之邏輯根據考察〉）。

加拿大最高法院根據此一邏輯宣判《刑法》全面禁止幫助自殺與受囑託殺人乃違憲，同時要求聯邦議會必須於一年之內完成修法。聯邦議會因而開始討論修正《刑法》。但是最終超過最高法院所指定的期限，獲得四個月的寬限後方才通過刑法修正法案。

專科護理師執行安樂死

因為修正刑法而除罪化的不僅是醫助自殺（處方自殺用的致死藥物），也允許醫護人員直接對病人注射致死藥物。換句話說，加拿大容許同比荷盧聯盟所執行的安樂死法。但加拿大不使用「幫助自殺」和「安樂死」等說法，而是「醫藥輔助死亡（Medical Assistance in Dying, MAiD）」。本書將此法稱為《醫療臨終輔助法》。

加拿大的安樂死特徵是不僅醫師，連專科護理師（Nurse Practitioner，以下簡稱NP）都能執行。允許醫師以外的醫護人員從事臨終輔助也是全球首例。

NP指的是護理師累積一定經驗後，進入專科研究所就讀，取得結業證書並考試合格者方能取得的進階護理資格。

在加拿大，醫療屬於各省管轄，NP的相關規定也依省而異。例如魁北克省允許NP（魁北克省稱為Specialized Nurse Practitioner，特定專科護理師）從事五種一般醫師才能執行的業務：（一）處方藥物、（二）指示診斷所需的檢查、（三）指示治療方式、（四）使用具侵入性或有風險之診斷技術、（五）使用具侵入性或有風險之醫療技術與療法（魁北克省政府官網Avenir en santé）。魁北克省這種允許NP從事（四）和（五）等侵入性醫療行為的作法，就連在加拿大也是非常先進的例子。

日本目前雖然沒有相同的制度，但是日本護理協會等組織為了填補醫師人手不足，提升醫療品質，建議引進NP制度以擴大護理師的裁量權。

加拿大政府對於《醫療臨終輔助法》的說明是可由醫師與NP執行，至於可以協助者則包括（一）藥劑師、（二）家人或當事人委託的對象與（三）協助醫師或NP的醫護人員（Medical Assistance in Dying）。

處方致死藥物和注射致死藥物的權限僅限於醫師與NP，進一步列舉可以協助此二項業務的職業與人員則是不曾出現於其他國家安樂死相關法規的特徵。

在加拿大，修正刑法屬於聯邦管轄，因此該法由聯邦議會制定。但是醫療權限則掌握在各省手中，部分省分可能必須配合執行安樂死的手續修法。目前部分省分已進行修法。加拿大全國都以同一框架執行《醫療臨終輔助法》，醫療制度、具體政策與步驟卻可能因省分而大相逕庭，安樂死的要件與手續等相關事宜也可能隨著省分而有所改變。

要求擴大的聲浪與拒絕舉辦喪禮的聖職人員

醫療臨終輔助的對象規定為罹患絕症、經常承受難以忍受的肉體或精神上的痛苦且該痛苦無法消除，同時處於「自然死亡是可以合理預見」的狀態。「自然死亡是可以合理預見的狀態」意指「末期」，法令卻規定無須在意末期的時間長短，代表無須注意預後情況。這對今後執行該法將會造成重大影響。

關於《醫療臨終輔助法》的通過施行，加拿大國內也是正反意見並陳。卑詩省公民自由協會批判「這種安樂死法限制過多」，主張「只有」受疾病折磨的「末期病人」才能接受醫療臨終輔助違憲，於是在二〇一六年六月控告政府，要求廢除該法。加拿大尊嚴死協會代表夏娜姿・戈庫爾（Shanaaz Gokool）更批評《醫療臨終輔助法》「限定對象為可以合理預見自然死亡的病人」一事違憲，會造成應當受到醫療援助的對象更為痛苦」（Canada legalized assisted suicide, but there aren't enough doctors to keep up with demand）。因此，甫通過的《醫療臨死輔助法》仍有修正的空間。

另一方面，艾伯塔省與北領地的天主教司鐸團體於二〇一六年九月底發表臨終儀式與喪禮的相關指南，內容提及「神職人員可以拒絕為醫助自殺而安樂死的信徒舉辦喪禮」，同時表明安樂死是「大罪」。就算要求為心愛的家人舉辦喪禮，神職人員可以「教會不得安置安樂死的遺體」為由拒絕（'Grave sin,' Bishops issue guidelines to refuse funerals in assisted deaths）。雖然《安樂死法》通過施行，對於安樂死的正反意見對立依舊根深柢固。

加拿大執行的安樂死實際情況

本節根據加拿大衛生部於二〇一七年提出的暫定報告，分析醫療臨終輔助的運用情況。

加拿大人口約三五七三萬人，一年的死亡人數為廿六萬八千人。從二〇一五年十二月到二〇一七年六月底的一年半之間，有二一四九人接受安樂死或輔助自殺（其中包含根據魁北克省於二〇一五年十二月開始實行的《末期醫療相關法》所執行的醫助自殺共一六七件，該法早於二〇一六年六月通過的聯邦法），占所有死亡人數的〇・八％。其中輔助自殺僅五件，幾乎全部都是「狹義的安樂死」。

醫師執行者為八三七件（九五・七％），NP執行者為三十八件（四・三％，該項目僅為二〇一七年上半年之統計結果）。醫院與自家約占死亡地點整體的四成，照護安養設施等處約為一成（僅二〇一七年上半年之統計結果）。

疾病則以癌症居多，占六三％；其次是心血管與呼吸系統疾病，占一七％；第三是神經退化障礙，占一三％（同樣僅二〇一七年上半年之統計）。

事實上，要求臨終輔助的人約有三分之一遭到拒絕。其中，要求臨終輔助的理由以喪失能力（Competency）者占五一％，對於死亡無法保持合理預測者約二六％。要求臨終輔助者中約二四％的人在申請流程完成前便已死亡。這極有可能部分反應了要求安樂死者幾乎都已經病情嚴重。

澳洲諸省——史上第一次的「實際執行情況」與廢止

二〇一七年十一月，位於澳洲東南部的維多利亞省議會通過《自願臨終輔助法》，立法允許安樂死；二〇一九年六月起施行。筆者簡單介紹該法內容。

安樂死的主要條件如下：至少於該省居住一年以上的滿十八歲者、有自主決定之能力、苦於絕症、正在承受難以忍受的痛苦、預測一年內會死亡。藉由限定執行期間為壽命僅剩一年不到的末期，嚴格限制條件。

除此之外，所有階段都須包括確認當事人是否符合基本標準，根據醫護人員告知的資訊自願做出持續不變的決定等，嚴格執行相關安全對策。這道程序多達六十八次。在立法允許安樂死的地區中以維多利亞省法律規定最為嚴格，並對此非常自豪。

其實澳洲原本出現過全球第一部《安樂死法》。然而該法並非聯邦法，而是北領地議會通過的《末期患者權利法》。該法允許醫師因應末期患者的要求，執行所謂積極的安樂死和輔助自殺。該法於一九九五年成立，一九九六年七月實施。

然而聯邦議會的保守派議員提出了《安樂死法的法案一九九六》，藉以推翻北領地的《末期患者權利法》。該法案於一九九七年三月生效，導致北領地的《末期患者權利法》如同曇花一現，不過短短八個月便告終。然而有四名病人在此短暫的期間，依照該法接受安樂死。

北領地屬自治領地，而非省分，自治權較弱，因此形成領地法遭到聯邦法否決的結果。

本次制定《自願臨終輔助法》的維多利亞省因為不是領地，故不會重蹈北領地的覆轍。反而是澳洲綠黨黨員已經於二〇一四年提出《尊嚴死公開法案》，想藉由聯邦議會立法允許安樂死。這次的立法行動或許會從省分擴展到聯邦。

第三章

允許輔助自殺的國家與地區

——何謂醫助自殺？

本章介紹美國奧勒岡州與瑞士的情況。兩地雖然不允許醫師親自執行安樂死，但容許處方致死藥物等輔助自殺。美國目前有七個州和首府華盛頓允許這種作法，正逐漸普及至美國其他州。瑞士並未因此制定專法，而是將安樂死委託民間團體執行。其他國家渴望合法自殺的意願者為了「自殺旅遊」，紛紛前往瑞士。

一　奧勒岡州的《尊嚴死法》——普及至美國各州的過程

患者自行服用致死藥物

美國奧勒岡州位於美國西海岸，在加州的北邊。此地因為獨立自主的精神與自由的風氣而廣為人知。奧勒岡州的居民在一九九四年以公投通過了《奧勒岡州尊嚴死法》（The Oregon Death with dignity Act）。然而因為反對派提出訴訟等阻撓手段，實際上並未生效。歷經多番波折，直到一九九七年二度公投才終於得以施行。儘管之後再度遭到當時的美國總統小布希（George Walker Bush）

所率領的聯邦政府干涉，目前依舊持續施行〈醫助自殺〉。

奧勒岡的作法具體而言是由醫師處方致死藥物，患者自行服藥。這種作法稱為「醫助自殺」（Physician-assisted Suicide, PAS），不包括醫師直接注射致死藥物等行為。

允許接受輔助自殺的要件為十八歲以上的奧勒岡州居民、確定罹患不可逆的不治之症且壽命僅剩不到六個月的末期患者、可以自行決定與表達關於健康問題的意願，以及以書面自願要求處方終止生命的藥物。

處方致死藥物之前必須經歷以下的步驟：首先，必須接受主治醫師的診斷，由主治醫師判斷病人壽命不到六個月，已經進入末期同時是自願要求處方致死藥物。確定符合上述兩項條件後，詳細說明服用致死藥物的風險、結果，以及安寧緩和醫療與疼痛管理等其他代替手段等資訊。

同時主治醫師必須向具備診斷病人疾病資格的專科醫師諮詢。奧勒岡州的《尊嚴死法》稱諮詢的對象為「顧問醫師」（Counseling Physician）。顧問醫師診斷病人與研究病歷等資料，驗證主治醫師認為病人已進入末期且苦於疾病的診斷無誤，並且確認病人具備判斷能力，是獲知資訊後仍舊自願決定安樂死（The Oregon Death with Dignity Act，〈尊嚴死與自決權——以奧勒岡州的《尊嚴死法》為題材〉）。

病人首先以口頭與書面要求處方致死藥物。第二次可以口頭要求，但必須與第一次間隔十五天以上。這是為了證明病人並非一時衝動，而是深思熟慮且心意堅決的決定。

主治醫師因應病人第一次的要求與處方致死藥物之間，必須間隔十五天以上。病人提出書面要求與處方致死藥物之間，則必須間隔四十八小時以上。配合等待的時間是考量病人的心情可能出現變化，必須慎重以對。

奧勒岡州實際執行《尊嚴死法》的情況

從一九九八到二〇一七年之間處方致死藥物與實際自殺的件數以表3-1的長條圖顯示。處方致死藥物且實際自殺的案例僅占約六五％，但是數量逐漸增加。

3-1　根據奧勒岡州《尊嚴死法》死亡的人數變遷（1998～2017年）

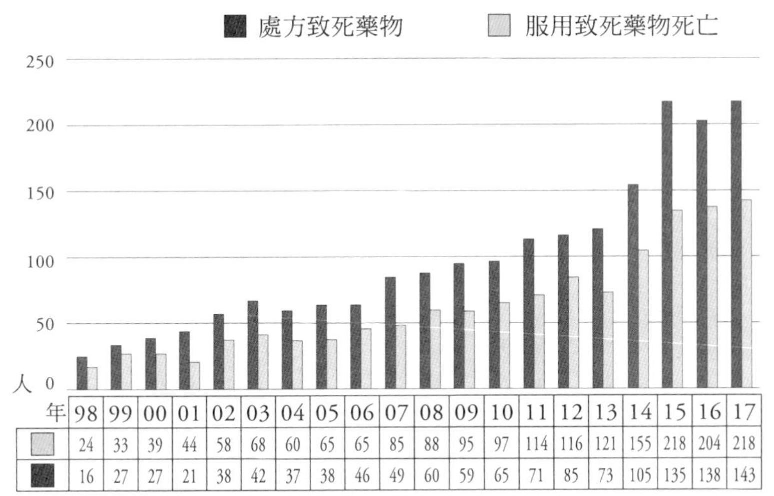

年	98	99	00	01	02	03	04	05	06	07	08	09	10	11	12	13	14	15	16	17
□	24	33	39	44	58	68	60	65	65	85	88	95	97	114	116	121	155	218	204	218
■	16	27	27	21	38	42	37	38	46	49	60	59	65	71	85	73	105	135	138	143

出處：筆者根據The Oregon Health Authority, Oregon Death with Dignity Act, 2017 Data Summary. 2018自行製表。

根據二〇一八年公布的官方報告概觀奧勒岡州實際執行《尊嚴死法》的情況：二〇一七年時醫師一共針對二一八名病人處方致死藥物，其中實際服用藥物自殺者為一四三人（其中有十四人是前一年之前取得致死藥物），占奧勒岡州總死亡人數的〇・四％。所有案件都符合法定要件。

其次是一九九八年到二〇一七年的統計數字，彙整於表3-2：

3-2 美國奧勒岡州的輔助自殺概況(1998～2017年／1275人)

◎年齡

年齡	人數	比例
18～34歲	9人	0.7%
35～44歲	26人	2.0%
45～54歲	73人	5.7%
55～64歲	248人	19.5%
65～74歲	388人	30.4%
75～84歲	335人	26.3%
85歲以上	196人	15.4%

◎疾病

疾病	人數	比例
癌症	993人	77.9%
神經系統疾病	134人	10.5%
呼吸系統疾病	61人	4.8%
心血管疾病	49人	3.8%
傳染病(HIV、AIDS等)	13人	1.0%
消化器官疾病(肝臟疾病等)	8人	0.6%
內分泌代謝疾病(糖尿病等)	8人	0.6%
其他	9人	0.7%

◎死亡地點

地點	人數
自家	1181人
慢性病床	68人
醫院	4人
其他	16人
不明	6人

◎學歷

學歷	人數
高中以下	70人
高中畢業	278人
大學肄業	328人
學士或以上	587人

◎人生最終階段在意的事(選擇自殺的理由)

失去獨立自主的能力	1154人
無法參與喜歡的活動	1137人
失去尊嚴	865人
無法控制身體機能	579人
造成親友家人或照護者的負擔	554人
疼痛管理不足或擔心此事	327人
接受治療造成經濟壓力	47人

出處：筆者根據The Oregon Health Authority, Oregon Death with Dignity Act, 2017 Data Summary. 2018自行製表。

男女比例分別是男性六六八人與女性六〇七人。男性人數雖然稍多，但兩者差距不大。年齡比例以六五歲以上者占七二%。

疾病以癌症居多，約七八%；神經系統疾病患者當中，肌萎縮性脊髓側索硬化症者共一百人，其他神經系統疾病患者共三十四人，皆為醫助自殺。

死亡地點以自家為最大宗，占九二・六%；慢性病床占五・三%，醫院占〇・三%。

最值得矚目的是選擇自殺的理由（可複選）。總人數一二七五人中選擇失去獨立自主的能力者高達九〇・五%；其次是無法參與喜歡的活動占八九・二%，失去尊嚴占六七・八%。

學歷則以高學歷者居多，大學肄業以上者占七二・五%，高中畢業者占二二%，代表並未發生弱勢族群被迫安樂死的現象。

另一方面，安樂死者中登記安寧照護的比率極高。一九九八到二〇一七年之間死於輔助自殺的一二七五人當中，登記安寧照護者多達一一一九人，比例高達九〇・二%。僅二〇一七年的統計數據也高達九〇・九%，兩者比率相差無幾。這是奧勒岡州執行《尊嚴死法》的實際情況中特別值得矚目的事實。

近代安寧照護中的緩和醫療始於一九六七年，源自英國的聖克里斯多福安寧醫院（St. Christopher's Hospice），目的是「協助絕症患者得以在生活的地區結束人生」。之後推展到世界各地的過程中出現許多誤會，最後被誤解為提升末期病人生活品質的特別設施（《非惡性腫瘤的緩和醫療手冊》）。

在奧勒岡州，利用《尊嚴死法》合法自殺者有高達九成登記安寧照護一事令人吃驚。由此可知申請者是為了合法自殺方才登記安寧照護。

批判方認為之所以會發生這種情況，代表提供醫療服務者對於考慮接受醫助自殺的患者與希望接受安寧照護（緩和醫療）直到臨終的患者必須釐清二者的基本方針，思考如何提供滿意的服務（《決定維生治療與末期醫療的方針——黑斯廷斯中心（Hastings Center）的指南》）。這同時也揭示了更根本的問題——安寧照護、緩和醫療和醫助自殺合法化是否真能並存？

普及至其他各州——七州與首府華盛頓立法允許輔助自殺

促使醫助自殺合法化的法律在美國逐漸普及至其他各州，例如位於奧勒岡州北邊的華盛頓州。當地議會於二〇〇八年通過參考奧勒岡州《尊嚴死法》所制定的法律。立法過程中出現控訴華盛頓州《刑法》規定輔助自殺乃犯罪行為，違反美國憲法第十四條修正案，比前文提及的加拿大早一步進行法庭鬥爭（詳情請見〈醫助自殺〉）。

另一方面，位於東部的佛蒙特州在二〇一三年通過《末期選擇法》，南部的新墨西哥州於二〇一四年通過《臨終輔助法》，代表安樂死已普及至其他地區。

除此之外，蒙大拿州雖然尚未立法，但當地最高法院卻在二〇〇九年判決醫助自殺為合法行為，藉由實質判例將輔助自殺合法化（《末期醫療與刑法》）。

最近的例子則是加州於二〇一五年十月通過允許醫助自殺的《臨終選擇權法》，由州長布朗（Jerry Brown）簽署生效。

從州長布朗「不知道自己臨終時想怎麼做」，卻表示「即使不知道自己受到久病折磨的情況下邁向死亡時該怎麼做，但是知道該法保障選擇死亡的權利，代表至少有一件事情在掌控之中，會感到很安慰。我們不能否定他人擁有決定死亡的權利」（美國有線電視新聞網二〇一五年十月六日），可知他簽署法案之前的內心糾結。但是布朗最終發現《臨終選擇權法》的意義——保障死亡自決權。

反對輔助自殺的組織認為，給予醫師處方致死藥物的權限恐怕會影響貧困階層與無法接受充分醫療的弱勢族群，並對加州當前「機能不足的醫療系統」提出警告：「在此現況下給予『醫助自殺』的選項，是促使民眾選擇便宜的死亡之路」。醫療相關團體、基督教團體和殘障團體也紛紛提出反對意見，加州最高法院之後亦判決《臨終選擇權法》違憲，因此該法目前無效。

科羅拉多州則是在二〇一六年十一月藉由公投通過《臨終選擇權法》，同意人數多達六五%；首府華盛頓特區也立法允許醫助自殺，從二〇一七年二月開始施行。二〇一八年四月，夏威夷州制定允許末期病人接受醫助自殺的《我們的照護，我們的選擇法》，於二〇一九年一月一日開始施行。

目前美國醫助自殺合法的地區為奧勒岡州、華盛頓州、蒙大拿州、佛蒙特州、新墨西哥州、科羅拉多州、夏威夷州與華盛頓特區。

二　瑞士委託民間團體——放棄立法與「自殺旅遊」

民間團體建立獨特的規範

輔助自殺在瑞士是合法行為。瑞士的作法有兩個特點：第一個是並未制定專屬的法令，第二個是合法的輔助自殺對象包括外籍人士。

瑞士《刑法》第一一五條規定「出於利己動機唆使或幫助他人自殺，致他人因此自殺或自殺未遂者，處五年以下有期徒刑或罰金」。這項法條早在一九四二年就已經出現，意指出於利己的動機而幫助他人自殺者須依法懲處。反之，出於非利己動機協助自殺便不會受罰。

因此，基於人道思想協助苦於疾病的人擺脫病痛折磨者應視為不違法（〈瑞士討論組織性輔助自殺問題的情況〉）。

瑞士也是從一九七〇年代開始熱烈討論末期醫療，要求立法允許安樂死的聲浪也隨之高漲，但最後還是未能立法。在此情況之下，由醫師與護理人員組成的民間輔助自殺組織於一九八〇年代開始協助罹患絕症、病情嚴重的患者自殺。此類民間組織包括解脫協會（EXIT）、尊嚴協會（Dignitas）、生命週期協會（Life Circle）與精神永在財團（Eternal Spirit）、解脫國際協會（Exit International）與自由生命協會（Associazione Liberty Life）等。

這些組織主要是針對苦於罹患絕症、病情嚴重的患者執行輔助自殺（稱為組織性輔助自殺），根據前文提及的《刑法》第一一五條的解釋，認為符合規定的條件便是合法行為。

相較於荷蘭是由國家管理，瑞士的作法是由民間組織自行制定規範，進行輔助自殺。以下介紹其中一個組織「解脫協會」的方針。

解脫協會以「陪伴邁向自由之死」形容輔助自殺，陪伴的前提如下：必須是解脫協會的會員、具備判斷能力、希望自殺是深思熟慮且持續的自願決定、罹患之疾病沒有復原的希望、承受難以忍受的痛苦或是無法忍耐的殘障、可自行行動（必須可自行服用致死藥物或打開裝有致死藥物點滴的開關）。要求輔助自殺者是否符合這些條件，則由協會個別審查判斷（Selbstbestimmung im Leben und im Sterben）。

嘗試立法與放棄

然而，缺乏明確法令便任由民間組織執行輔助自殺，自然引發許多疑慮。尤其是後文提及的尊嚴協會其服務對象擴及外籍人士，導致許多無法在自己國家行使死亡自決權的外國人紛紛湧入瑞士接受輔助自殺，引來諸多國家抨擊。瑞士議會也不時討論應當制定法律以規範輔助自殺的組織（醫助自殺〈醫師輔助自殺〉）。

二〇〇〇年以來，瑞士聯邦議會多次提出關於安樂死、輔助自殺合法化與擴充緩和醫療的法案，最後都因為反對聲浪等理由而未能通過。瑞士政府至今也曾考慮過修正《刑法》等制定輔助自殺的相關法律，卻都因為各州政府（瑞士的行政區劃為二十六個州，擁有高度自治權）、各黨派與輔助自殺組織的意見相左而未能立法。瑞士醫學科學院（Swiss Academy of Medical Science）更是發表反對將輔助自殺納為醫師業務的聲明，贊成將處方致死藥物視為醫師個人的責任。

瑞士聯邦政府（瑞士聯邦委員會）審慎考量現況後，表示無須以《刑法》明文規範組織性輔助自殺。倘若修正《刑法》，由國家立法合法化輔助自殺組織會造成生命分為值得與不值得保護者的印象，導致生命的不可侵犯性遭到相對化。修法反而會造成傷害（聯邦司法、警察部記者會「輔助自殺　強化死亡自決權」二〇一一年六月二九日）。

這表示瑞士政府相信現行法規已能有效阻止輔助自殺遭到濫用的風險。例如擔心輔助自殺濫用於沒有判斷能力的弱者身上，因此要求輔助自殺組織必須慎重確認申請人是否具備判斷能力；同時給予病人關於治療可能性的充分資訊，確保當事人了解治療詳情後仍舊出於自願要求（聯邦司法、警察部記者會，二〇一一年六月二九日）。

至於預防處方藥物戊巴比妥鈉（Sodium Pentobarbital）遭人違法囤積，或是在沒有醫師處方的情況下濫用，則以《毒品危害防制法》管理。當必須要求執行輔助自殺者負起刑事、行政或民事責任時，《醫療法》與《醫師公會規範》等現行法規便足以協助判處有效制裁。瑞士政府認為，藉由靈活運用現行法規，足以在保護生命與尊重個人自由之間取得平衡。

為了避免輔助自殺組織出於利己的動機協助自殺，強化監督組織的財政記錄，預防組織財務出現不當運用。

瑞士政府預測今後每年的自殺人數將會隨著人口高齡化而增加，因此著重預防自殺與緩和醫療，敦促絕症與慢性病患者接受治療與照護。

聯邦政府要求聯邦內政部在二〇一二年年底之前將緩和醫療納入國家政策，內政部同時敦促各州政府引進早期發現憂鬱症與優化治療的計畫。

聯邦內政部最後還成立跨領域的作業小組，要求小組提出協助絕症患者與其家屬得以兼顧工作與照護的對策（例如長照假等）。（聯邦司法、警察部記者會，二〇一一年六月二九日）。

瑞士執行輔助自殺的概況

如同前文所述，荷蘭、比利時與盧森堡根據《安樂死法》成立監督審查安樂死與輔助自殺的政府機關，主管機關必須負起每一或兩年公開審查資料的義務。根據至今公開的資料，分析觀察比荷盧聯盟執法的概況。

相較於此，瑞士並未針對輔助自殺立法，因此缺乏顯示輔助自殺概況的數據。然而輔助自殺在法律上歸屬於「非正常死亡」。執行輔助自殺者於執行後通報警方，由警方驗屍及檢查所需文件。驗屍資料由行政機關保管。表3-3顯示二〇〇三年到二〇一五年接受輔助自殺者（僅限瑞士居民）的人數變遷，分為六十五歲以上與未滿六十五歲者。六十五歲以上者在二〇〇八年之後明顯增加。

以下分析聯邦主計局於二〇一四年公布的死因統計概況（根據可獲得的政府機關數據）：

二〇一四年，有七四二名瑞士居民接受輔助自殺組織協助自殺，占全年總死亡人數的一．二％；比前一年增加二六％。接受輔助自殺組織協助自殺者，從二〇〇八年開始逐年增加。

男女比例則是女性人數首度於在二〇〇一年超過男性並逐年增加，反映了女性長者增加的現況（女性的平均壽命高於男性）。二〇〇〇到二〇一四年之

3-3　瑞士接受輔助自殺人數的變遷（2003～2015年）

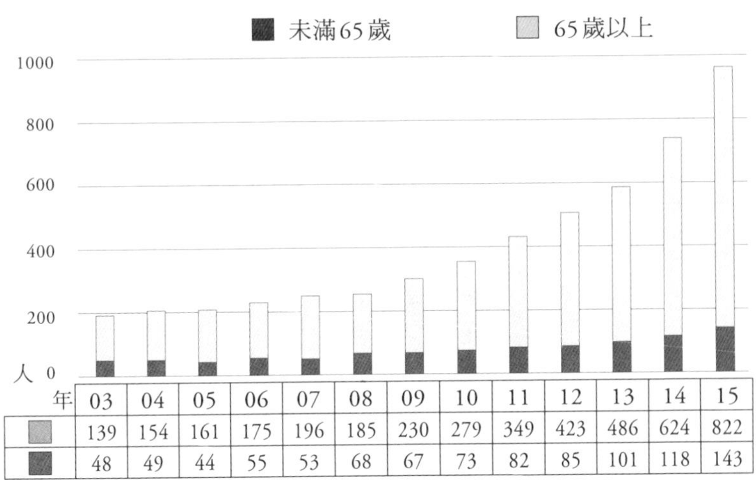

年	03	04	05	06	07	08	09	10	11	12	13	14	15
□	139	154	161	175	196	185	230	279	349	423	486	624	822
■	48	49	44	55	53	68	67	73	82	85	101	118	143

出處：筆者根據Bundesamt für Statistik Todesursachentatistik 瑞士聯邦主計局死因統計之「接受輔助自殺者之男女比例與年齡分布」Assistierter Suizid nach Geschlecht und Alter（2017年11月14日）自行製表。

間，每十萬人接受輔助自殺的男女比例則相去無幾。

年齡分布以五十五歲以上者占九四%，三十五歲以下者占五%。疾病以癌症為最大宗，占四二%；神經系統疾病占一四%，其次分別是心臟疾病（一一%）、肌肉骨骼系統疾病（一〇%）、憂鬱症（三%）與失智症（〇．八%）。

此外，瑞士還會統計一般自殺與輔助自殺的案件並加以比較。分析一九九五到二〇一四年這十年之間的比較結果，發現瑞士的自殺人數在一九八〇年代中期是一年一千六百人以上，到了一九九五年則是一千四百人以上，二〇一四年更是減少到一〇二九人（男性七五四人，女性二七五人）。進一步觀察數據可以發現，從一九九五年到二〇〇三年的自殺人數逐年減少，之後一直持平。

相較於一般自殺案件減少，輔助自殺案件則是自二〇〇八年之後明顯增加。一般自殺與輔助自殺的比例在二〇一四年時為七比五；進一步比較二〇一〇到二〇一四年這五年之間的輔助自殺與一般自殺的年齡層，發現前者以老年人居多，後者幾乎都是年輕人。

由統計結果可知，一般自殺案件數量減少時，隨之而來的是輔助自殺案件增加。將輔助自殺與一般自殺相提並論可說是瑞士的特徵。

自殺旅遊

瑞士的輔助自殺不限瑞士國籍者，更對外籍人士大開門戶。因此許多人為了接受合法的輔助自殺而來到瑞士。這種情況稱為「自殺旅遊」。

每個執行輔助自殺的民間組織規定不同，例如解脫協會基本上只接受瑞士居民，尊嚴協會的對象範圍擴大至沒有瑞士國籍的外國人。以下是尊嚴協會在官方網站公布的資料：該協會成立於一九九八年，會員共八四三二人，分屬一〇一個國家（截至二〇一七年）。入會費和年會費皆為二百瑞士法郎[1]，準備自殺的費用為四千瑞士法郎[2]，輔助自殺費用為二千五百瑞士法郎[3]，處理遺體和手續費則另外計費。

表3-4顯示的是各國的會員人數。該人數也能看作在不久的將來希望接受輔助自殺的人數。官網公布所有國家，本表僅列舉人數前十名的國家。除此之外，亞洲地區會員包括二十五名日本人、二十四名韓國人、二十三名中國人與十六名台灣人。

表3-5顯示的是一九九八到二〇一七年底接受輔助自殺的各國人數統計結

1 譯註：折合台幣約六千元。
2 譯註：折合台幣約十二萬元。
3 譯註：折合台幣約七萬五元。

3-4　尊嚴協會的各國會員人數
（截至2017年年底）

國家	人數
德國	3351
英國	1315
法國	756
瑞士	688
美國	542
義大利	449
奧地利	168
加拿大	153
澳洲	97
西班牙	82

出處：筆者根據http://www.dignitas.ch/images/stories/pdf/statistik-mitglieder-wohnsitzstaat-31122017.pdf自行製表。

3-5　尊嚴協會執行輔助自殺的對象國籍（1998～2017年）

國家	人數	%
德國	1150	45.10
英國	391	15.33
法國	299	11.73
瑞士	173	6.78
義大利	110	4.31
美國	91	3.57
加拿大	60	2.35
奧地利	55	2.16
以色列	44	1.73
西班牙	30	1.18

出處：筆者根據http://www.dignitas.ch/images/stories/pdf/statistik-ftb-jahr-wohnsitz-1998-2017.pdf自行製表。

果。本表同樣僅列舉人數前十名的國家。日本在二〇一五年有一人，二〇一六年有二人，總計三人在瑞士接受輔助自殺。其他亞洲國家則是韓國一人與台灣二人。

最為人矚目的登錄會員與實際自殺人數以德國獨占鰲頭。德國目前沒有合法化安樂死的預想。但是由統計數據可知德國人對於安樂死的強烈渴望。

輔助自殺的方法包括由志願自殺的當事人自行服用藥物。宮下洋一的著作《直到安樂死結束為止》詳細說明最近的自殺方法與詳情。他貼身採訪每週為一位外籍患者執行輔助自殺的女醫師布萊辛格（Erika Preisig），也親眼目睹好幾次執行輔助自殺的現場。布萊辛格採用的方式如下述。

布萊辛格醫師在老婦人的手臂上打點滴，同時開啟錄音機問話：「我現在為妳打點滴，把點滴的開關綁在手腕上。妳知道打開開關會發生什麼事嗎？」

「我會死。」

「做好心理準備的話，隨時都能打開開關。」

老婦人明白自己所處的情況，自行打開點滴的開關，短短十秒便結束生命。

荷蘭的醫師執行安樂死是將裝有致死藥物的針筒針頭插入病人體內，直接按下針筒活塞，注射致死藥物。同樣的行為到了瑞士就會變成殺人。瑞士的醫助自殺是由醫師在病人手臂上插入點滴的針頭後，依照上述的步驟，由病人自行打開點滴開關。這種作法才算是病人自殺，醫師的行為屬於合法的輔助自殺，毋需負起刑事責任。兩者在瑞士《刑法》上的意義有著天壤之別，實際行動卻相去無幾。

安樂死合法化的潮流究竟是對是錯？

正當化安樂死的論述是當難以承受的疼痛無法緩解或消弭時，利用終止生命作為結束痛苦的辦法。因此焦點在於如何認定「何謂難以承受的痛苦」。如同本書開頭所述，現代的醫療技術幾乎可以解決所有難以承受的肉體疼痛。分析立法允許安樂死的各國案例可知，現在安樂死的理由主要是精神上的痛苦。但是，精神上的痛苦真的能靠安樂死解決嗎？

承認安樂死是極限狀態下的緊急避難手段，與正式立法而定訂制度，兩者大相逕庭。從自殺的角度分析，日本因為疾病、經濟問題和人際關係等各類原因而陷入困境、不知何去何從，最後選擇自殺的人數，曾經一年超過三萬人。另外，也有很多人內心天人交戰，既想活下去卻又懷抱自殺的願望。跳軌自殺或從高樓大廈一躍而下等激烈手段令他人們躊躇不前。然而，假設有更為溫和的自殺手段，例如瑞士的安樂死只需十秒多便能平和地離開，既不會損傷遺體而且又合法，自然必須考量輔助自殺合法化對社會的影響。

認為「如果痛到無法忍耐，還不如死了算了」是人之常情，現在的確也有很多人因此之故選擇自殺。倘若有種死法不會損傷遺體又毫無痛苦……自然可能選擇這條路。

荷蘭《安樂死法》的基本立場是竭盡所能消除或緩解病人的痛苦卻依舊不見好轉時，將安樂死視為緊急避難手段。可是一旦準備了無須受苦便能合法死亡的選項，強烈追求「善終」的慾望將就此脫閘而出，導致眾人不再盡力追求克服痛苦所需的方法。

克服痛苦的方法不僅是針對個別病人的醫療與心療，還包括整套衛生福利政策。例如，由地區與國家制定執行安樂死相關政策時，允許失智症患者安樂死真的是正確答案嗎？荷蘭的安寧緩和醫療、國家的失智症策略與安樂死合法化，兩者之間究竟該如何整合亦還有待商榷。

第四章

何謂末期醫療

——誰來決定中止治療？

本章的主題是深入探討一般人口中的「尊嚴死」。「尊嚴死」一詞的歷史不詳，不知從何時開始出現，又是具備何種意義。然而，目前之所以頻繁使用該詞，肇始於美國一樁中止治療的訴訟。

一九七五到一九七六年之間，美國社會發生家屬要求移除當時年僅廿一歲的凱倫．奎倫（Karen Quinlan）身上的呼吸器等維生裝置的訴訟，因而出現「病人有權利走得有尊嚴」、「死得有尊嚴」等說法（《死的權利》）。根據立命館大學教授大谷泉的調查，日本媒體也因為此一事件而產生不同於「安樂死」的「尊嚴死」一詞與概念（〈「生命教育」背後隱藏了什麼？〉）。而目前日本社會認知的「尊嚴死」意義正是始於凱倫．奎倫事件。

日本的「尊嚴死」不同於其他國家——「尊嚴死」與「安樂死」的差異

凱倫．奎倫事件

凱倫．奎倫事件和該事件的訴訟究竟是怎麼一回事呢？

凱倫・奎倫居住於美國東部的紐澤西州（New Jersey），她在一九七五年四月十五日舉辦的派對上喝了琴通寧後睡著。過了一會兒，朋友發現她沒有呼吸，聯絡救護車送往醫院。她雖然在加護病房救回一命，裝上呼吸器，卻似乎因為停止呼吸而造成腦部損傷，陷入昏迷狀態。

她昏迷後十天轉院到聖克萊爾醫院（Saint Clare's Hospital），該院醫生診斷結果是「陷入長期昏迷狀態」。凱倫的雙親原本期待女兒終有一天康復，要求主治醫師與院方盡最大的努力治療。然而女兒的病情過了一陣子仍不見好轉，看到她身上裝設了呼吸器，開始覺得「她真的活著嗎？」、「這樣不過是棵植物吧！」（《凱倫：生與死》）。

住院三個月之後，凱倫的父母認為只能靠呼吸器維繫生命的人生過於殘酷，要求主治醫師和院方移除呼吸器。醫師與院方拒絕了他們的要求。日後凱倫的父親提起訴訟，要求紐澤西州高等法院任命自己作為女兒的成年監護人，允許自己「中止所有不是以一般作法延續女兒生命的醫療」（〈簡介凱倫事件〉）。

紐澤西州高等法院於一九七五年十一月十日做出否決雙親要求的判決，理由是「病人無法自我決定時，依一般社會通念，習慣選擇讓病人存活」(〈簡介凱倫事件〉)。

凱倫的父親於是向紐澤西州最高法院提出上訴，最高法院於一九七六年三月卅一日作出完全相反的判決，任命他當凱倫的成年監護人，給予他挑選醫師的權力。倘若獲得他所挑選的醫師與院方的倫理委員會同意，便能移除呼吸器；決定移除的醫師與凱倫的父親無須負起民事與刑事的法律責任。雖然判決結果包含了幾項附加條件，但至少是首例允許移除呼吸器的判決。

判決承認凱倫的隱私權並由成年監護人(父親)負責主張。對於缺乏痊癒的希望、預後情況也不會良好的病例，法院判決保障順位為隱私權勝過生命(《安樂死、尊嚴死、末期醫療》)。

不過，凱倫的生命並未因為判決允許移除呼吸器而告終。最高法院做出判決後，聖克萊爾醫院的醫護人員反覆訓練凱倫無須依靠呼吸器便能呼吸的能力，她也因此恢復自主呼吸，於是從加護病房轉至一般病房，之後又被迫轉院。結果在轉院的醫院又存活了九年，最後在一九八五年六月十一日死於肺炎。以上是凱倫・奎倫事件的簡介。

這起官司強調「長期昏迷狀態」的病人身上插滿呼吸器和給予人工營養的管子，在沒有意識的情況下被迫活得十分「悲慘」。採訪該起官司的記者B・D・科倫(B. D. Colen)以煽情的文字描述凱倫的狀態：「難以說是具備人格的人類」、「不過是一團細胞」、「科學怪人現代版」、「怪物」等。

カレンさんの尊厳死裁判

死ぬ権利認める

米州最高裁 世界初の判決

【ニューヨーク支局三十一日】"植物人間"カレン・アン・クインランさん(22)の「尊厳を保って死ぬ権利」を求めていた父親(養父)ジョセフ・クインランさんは三十一日、ニュージャージー州の最高裁から条件付きで、その主張を認められた。法廷は七対〇の全員一致で、下級裁判所で行った判決を決定的にくつがえし、医師の同意があればカレンさんを生かし続けている人工呼吸器を止めてもよいとの判決を下した。カレンさんがこん睡状態に陥ってから約一年目、「尊厳死」を認める方向の判決は、世界でも初めての例である。ニュージャージー州検察局は上告するかどうか検討中だといっているが、その場合は連邦最高裁に持ち込まれる。(9面に関係記事)

医師の同意前提「呼吸装置止めてもよい」

《朝日新聞》(1976年4月1日晚報)

凱倫的父母要求法院讓「受到醫療技術囚禁」的女兒恢復自由，主張「生命應交由上帝之手決定」、「走得有尊嚴，像個人！」這裡的「尊嚴死」指的是「中止無益的治療，讓病人恢復自然的狀態，自然地死去」，接近「自然死」的概念。

加州在凱倫事件的同一年，也就是一九七六年成立了《自然死法》。該法是全球第一個規定醫護人員可依照病人的預立醫囑和生時預囑決定中止治療的法律。凱倫・奎倫事件促成該法成立。日後此類關於「自然死」的法律普及至全美各州（《死的權利》）。

日本的尊嚴死定義較國外嚴格

一九七六年四月一日的《朝日新聞》以〈奎倫的尊嚴死官司　美國州立最高法院作出全球第一起承認死亡權利的判決〉為標題，報導前一天紐澤西州最高法案對於奎倫案的判決。這是日本媒體第一篇採用與「安樂死」有所區別的「尊嚴死」的報導，日本媒體自此之後開始出現不同於「安樂死」的「尊嚴死」概念（〈「生命教育」背後隱藏了什麼？〉）。

不過，日本的「尊嚴死」概念並不同於其他國家。如同第三章所示，美國奧勒岡州承認輔助自殺的法律稱為《尊嚴死法》。荷蘭所承認的安樂死不僅是醫生施打致死藥物，連醫助自殺也算是廣義的「安樂死」。這兩種安樂死有時也稱為「尊嚴死」。雖然各國名稱不同，但是並未明確區分「安樂死」與「尊嚴死」。這是除了日本以外的全球傾向。

然而，日本習慣嚴格區別兩者，強調尊嚴死並非安樂死（參照表4-1）。其實這是受到日本尊嚴死協會的策略影響。日本尊嚴死協會成立於一九七六年，原名是「日本安樂死協會」，一九八三年時變更為現在的名稱。目前的目標不是促使安樂死合法化，而是推動生時預囑，也就是推廣拒絕過度維生醫療的意願書與「尊嚴死」立法。

日本尊嚴死協會的網頁刊登了關於「尊嚴死與安樂死有何差別？」的回覆：

尊嚴死是拒絕維生醫療，選擇自然死亡。相較之下，安樂死是由醫師等第三人使用藥物，積極提前病人死期。兩者的共通點是「絕症的末期」和「當事人自主決定」，決定性的差別在於是否「積極結束生命」。本協會不認同安樂死。

4-1　日本的尊嚴死不同於其他國家

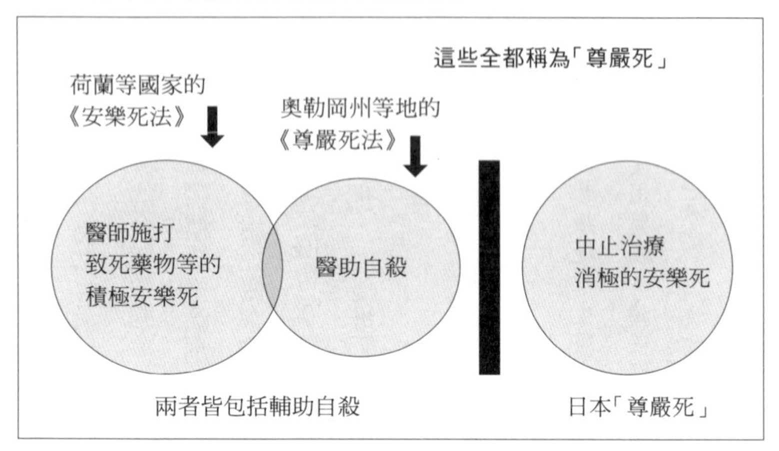

出處：筆者自行製表。

所謂安樂死在日本屬違法行為。然出現認定符合規定條件可視為正當行為的司法判決。例如山內事件的名古屋高等法院判決（一九六二）的安樂死六大條件（第十八頁）與東海大附屬醫院事件的橫濱地方法院判決（一九九五）的四大條件（第二十頁）。然而認定日本社會缺乏認同安樂死的環境並不為過。

雖然日本尊嚴死協會原本出發點是日本安樂死協會，但目前官方的立場卻反對「提前病人死期」的安樂死。協會名稱也排除日本社會且難以接受的安樂死，改以推廣「死期將至時拒絕維生醫療的『生時預囑』（預立末期醫療醫囑）」為目的（該協會網頁）。該協會一旦發現報紙刊登將「安樂死」與「尊嚴死」混為一談的報導時，會以妨礙推廣活動為由，寄送「訂正函」，敦促報社清楚區分「安樂死」與「尊嚴死（中止治療）」。

關於「尊嚴」一詞

筆者了解日本尊嚴死協會致力區別「尊嚴死」與「安樂死」，然而為何選擇「尊嚴死」如此美麗的說法呢？「尊嚴」又究竟是什麼意思呢？其實日本社會出現「尊嚴」一詞時往往意義模糊，許多人使用時並不清楚真正的意涵。

日本自古以來就有「尊嚴」一詞（例如《荀子》）。國語辭典的解釋是「尊貴嚴肅之意，又指尊貴嚴肅之貌」。因為定義模糊不清，現在使用尊嚴一詞時，必須考量來自歐洲的概念——「人性尊嚴」。

「人性尊嚴」此一概念其實歷史悠久，長達二千五百年。源頭分別是古代希臘羅馬的「人性尊嚴」與更為古老的猶太教、基督教的「神的形象」(《創世紀》描述神依照自己的形象造人)。金子晴勇在其著作《歐洲人的形象》中詳細彙整了這兩種概念長期相互對立又錯綜交雜，形成今日「尊嚴」的概念，內容清晰易懂。

直接影響現代「人性尊嚴」概念的是文藝復興時代的人文主義(肯定人性)和康德(Immanuel Kant)的道德哲學。康德認為人是道德自律的主體，也是「目的本身」，不能把人當作單純的手段或工具。經過這些概念的演化，最後定義人類：(一)具備知性(理性)；(二)具備不斷改變向上的創造性；(三)是自律的主體，因此值得尊敬(〈人類尊嚴的理念〉)。人性尊嚴很難一言以蔽之，這點篇幅的說明實在闡述不盡此一深奧的概念。由此可知，「人性尊嚴」此一概念在歐洲精神史上地位之重要。

日本國內模糊不清的「尊嚴」

日本是在加入聯合國時正式接受「人性尊嚴」此一概念。聯合國大會於一九四八年通過《世界人權宣言》，前文主張「鑒於對人類家庭所有成員的固有尊嚴及其平等的和不移的權利的承認，乃是世界自由、正義與和平的基礎……鑒於各聯合國國家的人民已在《聯合國憲章》中重申他們對基本人權、人格尊嚴和價值以及男女平等權利的信念」，第一條則規範「人人生而自由，在尊嚴和權利上一律平等」。

日本在《舊金山和約》(一九五二年生效)的前文向國際社會宣示「日本請求加入聯合國，並將遵守《聯合國憲章》原則，努力以求實現《世界人權宣言》」。第二次世界大戰結束後，日本從此時開始尊重「人性尊嚴」。雖然日本直到一九五六年才正式成為聯合國會員國，加入後於一九七九年批准了《世界人權宣言》法條化的《國際人權公約》之A公約《經濟、社會及文化權利國際公約》和B公約《公民及政治權利國際公約》。

另一方面，日本的《憲法》並無「人性尊嚴」一詞。但是《憲法》第二十四條使用了「個人尊嚴」一詞。《憲法》第二十四條規定必須尊重家庭生活中的個人自由意志，婚姻僅基於兩性之合意而成立等。雖然並未提及尊嚴一詞，但第十三條主張「所有國民，均以個人地位而受尊重」。日本尊重家庭生活中的個人自由意志的制定時間早於《世界人權宣言》，《憲法》中的「個人尊嚴」是否等同於「人性尊嚴」，以及個人尊嚴、人性尊嚴與「個人地位而受尊重」之間的關係，都是憲法學者長期以來討論的議題。這些爭論深入至所謂人的形象究竟是個人主義還是共同體中的人。

憲法學者對於「個人尊嚴」與「人性尊嚴」的關係，看法莫衷一是（《憲法中的人性尊嚴》）。然而站在所有人都是自主人格，必須平等尊重的角度，幾乎所有學者都同意「個人尊嚴」與「人性尊嚴」並無二致。（《憲法學II人權總論》）

受到《憲法》與國際影響，日本法令經常可見「尊嚴」一詞。利用日本政府的法令搜尋系統搜尋使用「尊嚴」一詞的法令，二〇一八年十月時共搜尋到三十七條。最古老的是一八九六年的《民法》，最近的法律則是二〇一三年的《霸凌防止對策推動法》、二〇一四年的《罕病患者的醫療等相關法》、二〇一六年《促進使用成年監護制度相關法》等。單單這二十年來，便成立了二十六項提到尊嚴的法令。

然而，目前日本的法律並未提及《世界人權宣言》主張的「人性尊嚴」。另一方面，法令以外的行政指南與專業人士的職業倫理規範因應相關法令的主旨，因而提及需要「尊重」或「保持」對象的「人性尊嚴」或「個人尊嚴」的例子近年來日益增加。例如文部科學省[1]與厚生勞動省[2]制定的《以人為對象的醫學領域研究相關倫理指南》(二〇一七年)主張「研究對象的福利必須優先於科學與社會的成果，同時研究人員必須保護人性尊嚴與人權」。除此之外，還有許多提及人性尊嚴的倫理指南與綱領。

由此可知，日本有許多法令、倫理指南和規範都提及「尊嚴」一詞。但是這些規範並未釐清「尊嚴」的定義。日本國會是在二〇〇〇年審議《人類複製相關技術規範法案》時討論到「人性尊嚴」，請來對生物倫理學造詣深厚的法學家列席。不過其他法律制定的過程中，幾乎沒有深入討論「尊嚴」定義的機會(《憲法中的人性尊嚴》)。

1 譯註：類似台灣的教育部。
2 譯註：相當於台灣的衛服部加勞動部。

日本社會可說從未充分了解「人性尊嚴」的意義便一直走到今天。

德國從未停止討論人性尊嚴

德國不斷出現大量討論人性尊嚴的論文與著作。德意志聯邦共和國（原西德）曾經歷納粹嚴重踐踏人性尊嚴的遭遇，因此第二次世界大戰結束後在德國的憲法《德意志聯邦共和國基本法》（一九四九年）開頭即主張「人性尊嚴不可侵犯。尊重及保護人性尊嚴為所有國家權力之義務」。

近年來逐漸成為嚴重社會問題的生物倫理學與相關主題也盛行主張「人性尊嚴」。二〇〇一年德國激烈討論胚胎幹細胞與胚胎著床前染色體基因篩檢等「生命初始的人性尊嚴」時，筆者正好身處德國，聽到政治家、基督教神學家等屢屢提及「人性尊嚴」。

「人性尊嚴」是受過一定教育的德國市民所具備的基本教養。例如中等學校教育體系（Gymnasium）的公民課本中，花上十多頁的篇幅詳細說明人性尊嚴的概念史與《德意志聯邦共和國基本法》中的相關規定。該章最後附上申論應用題，要求學生「試論人類育種或複製能否不違反《德意志聯邦共和國基本法》第一條」。德國的政治家等人提到人性尊嚴時，前提是具備其概念史的基本教養。這是日本與德國的差異。

儘管如此，「人性尊嚴」概念的相關討論依舊絡繹不絕(《尊嚴概念的物力學》)。在德國甚至有教授表示「我最近儘量不用尊嚴一詞」。由此可知，尊嚴的概念是多麼複雜。

關於「尊嚴死」的今後發展等議題，引發眾人議論紛紛。儘管如此，卻又因為使用「尊嚴死」此一美麗說法而在討論之前便予人良好的印象。如同前文所示，日本的「尊嚴死」與一般國際的概念有所不同。基於上述的二項理由，本書的「尊嚴死」並未具備正面意義。

日本討論「尊嚴死」是探討何謂理想的末期醫療，具體意指是否中止或從一開始就不執行維生治療。

二　從預立醫囑到預立醫療自主計畫

生時預囑與預立醫囑

病人意識清晰且能自行判斷、表示意願時，暫停或中止治療自然不會有太多問題。現代的醫學倫理學基本原則是尊重當事人的意願與決定，其中包括拒絕治療的權利。許多先進國家藉由立法通過《病人權利法》來保障病人權利。

保障病人權利的國際文件《世界醫學會關於病人權益的里斯本宣言》（*Declaration of Lisbon on the Rights of the Patient*）（一九八一年）宣布「精神狀態正常、有判斷能力的成年人面對診斷上的手續與治療有自由選擇醫療方式的權利」。

如此一來，當病人意識昏迷或判斷能力、溝通能力出現障礙時，便會遇上難題。例如，不清楚已失去意識、臥病在床的病人的意願時，不知道能否進行哪些治療。

為了解決這個問題，出現「預立醫囑」的想法：病人在意識清楚時寫下對於日後治療方式的意願，醫護人員根據病人所寫下的文件決定當事人無法表達意願時的治療方式，也就是根據預立醫囑決定治療方針。預立醫囑的概念始於美國法學家路易斯・庫特納（Luis Kutner）於一九六九年發表的論文〈安樂死的正確手續——名為生時預囑的提議〉。

庫特納考量突然發生意外、中風或是心臟病發作等陷入「植物狀態」的情況，提議準備「生時預囑」以便在無法表達意願時能保有拒絕治療的權利。論文名稱雖然是「安樂死的正確手續」，庫特納卻設定生時預囑不得指示安樂死，理由是不得指示醫師積極主動結束病人的生命。他表示，給予醫師安樂死權限的生時預囑違反了公共政策。

預先指示是指病人以口頭或書面表示自己失去決定能力時希望接受或拒絕何種治療。方式分為兩種，分別是代理人指示和內容指示。代理人指示是指病人預先指定代理人，由代理人在病人無法表達意願時做出醫療相關的決定。內容指示則是記錄病人在無法表達意願時對於治療的要求，例如註明「不希望施行心肺復甦術」等（〈預立醫囑與預立照護計畫〉）。這些期望彙整成文件便是預立醫囑，生時預囑則是預立醫囑的一種。與凱倫事件同一年制定的加州《自然死法》，便是把生時預囑規劃為制度的法律。

考量中止維生治療的問題時，其中一項焦點是預立醫囑與制定相關法令。日本已經備有《尊重末期醫療的病人意願相關法（暫定）第二案》，也就是所謂的《尊嚴死法》，正在等待國會審查。這項法案尊重藉由預立醫囑表示希望中止維生治療的病人意願，醫師根據此法中止維生治療可免除法律責任。

以下是關於預立醫囑與制定相關法令的問題。

預立醫囑的可能性與極限

預立醫囑是實現病人意願的工具，然而實踐上卻面臨諸多難題。表4-2彙整各界指摘，依照以下順序討論：

（一）執筆時為自主決定，執行時無法自主決定。

病人雖然能依照自己的希望提筆寫下預立醫囑，然而實際執行時（例如因為病情嚴重而陷入意識障礙或無法溝通的情況）卻無法自行說明該如何運用。

4-2 預立醫囑的問題

(一)執筆時為自主決定，執行時無法自主決定。
(二)預立醫囑為過去的決定，過去的決定束縛未來的治療。
(三)內容模糊不清恐難以執行。
(四)需要時不在手邊。
(五)立法導致社會氛圍形成的壓力。
(六)病人失智時應尊重失智前的意願或當下的意願？

出處：筆者自行製表。

事情並不是「依照預立醫囑執行就是尊重病人自主」這麼簡單而已。「到了這種狀態，希望中止治療」的「這種狀態」究竟是否意指病人「當下的狀態」尚待解釋。解釋一定得由家屬、成年監護人或醫護人員代為執行。預立醫囑是實現意願的工具，卻需要他人代為解釋。

(二)預立醫囑造成過去的決定束縛未來的治療。

制定預立醫囑的時間和實際檢討是否執行指示內容有時間落差。然人心瞬息萬變，尤其是關於生死的決定容易動搖。醫療技術日新月異，執行預立醫囑時可能出現立囑當時所沒有的新療法。產生過去寫下的預立醫囑束縛了未來治療時的風險。

(三)內容模糊不清恐難以執行。

負責執行預立醫囑的人看到病人指示「倘若我陷入『義大利麵』的狀態，請勿施行徒然延長生命的維生治療」，恐怕會很頭大吧！當事人的「義大利麵狀態」（為了治療或救命而全身插滿管子的狀態，現在很少使用這種說法）究竟是指何種狀態？「徒然延長生命的維生治療」具體而言又是何種治療呢？這些都必須向當事人一探究竟。

內容模糊不清的預立醫囑無法生效。因此一般建議病人和主治醫師或是醫療專家一邊諮商同時一邊立定，減少指示難以判斷的問題。

（四）需要時不在手邊。

當事人不見得會把預立醫囑隨時帶在身上，常見的情況是要用的時候不知道收到哪裡去，結果無法有效活用。例如救護車把病人送到急救中心，卻沒有連同預立醫囑一併帶上，結果無法執行。因此必須和家屬或是主治醫師分享預立醫囑的內容或是張貼在自家顯眼的地方等。

盧森堡的《安寧緩和醫療法》原本設定由衛生部的登錄管理系統統整管理預立醫囑，最後判定中央管理系統會影響修正與撤銷的自由而中止（〈盧森堡的

《末期醫療關係法》的現狀與課題〉）

強制預立醫囑造成不安

（五）立法導致社會氛圍形成壓力。

罕病與殘障團體已經表示，制定預立醫囑的法律代表強迫預立醫囑，可能會導致病人不得不放棄生命。日本ALS（肌萎縮性脊髓側索硬化症）協會在二〇一二年一月卅一日發表的反對尊嚴死法案聲明中便提到這種可能性：

ALS等罕病病人等於失去無須在意家屬、自由表達希望接受治療、想要活下去的環境……倘若預立醫囑或生時預囑等拒絕治療的文件具備法律效力，得以預想這些病人更容易被迫預立醫囑，之後改變心意想接受治療也難以表達，想要改寫卻屢屢遭到阻止，必須持續承受放棄生命的沉默指導（壓力）。

考量日本的現狀，「死亡的權利」極有可能變成「死亡的義務」。

日本律師連合會於二〇一二年四月四日，針對《尊嚴死法案》所發表的會長聲明（當時的會長為宇都宮健兒），則對於病人的「生命權利」尚未獲得保障，為何急著制定「保證死亡權利的法律」提出疑問：

> 病人無須顧慮經濟壓力和家屬照護的負擔，基於自己的人生觀，依照自己真正的心意預立醫囑的前提是完善的末期醫療、照護、社福體系與協助病人自主決定的制度。然而現在每項制度與體系都有欠周全。

失智症患者的情況

（六）病人失智時應尊重失智前的意願或當下的意願？

這是預立醫囑更為根本的問題。預立醫囑是寫下罹患疾病或惡化、病危時希望接受或拒絕何種治療的文件。前提是立定時與執行時（要求執行預立醫囑的情況）的意願一致。當然人心可能發生變化，所以可隨時改寫或更新預立醫囑。最後一次改寫的內容將視為最終指示。

美國的法理學家羅納德・德沃金（Ronald Dworkin, 1931-2013）以罹患失智症的女性病人為案例，討論預立醫囑的內容與當事人當下的意願（《生命自主權（Life's dominion：an argument about abortion, euthanasia, and individual freedom）》，中文版為商周出版）。表4-3為筆者改寫的簡明易懂版，分為兩種選項（參照表4-4）。

A的立場是以預立醫囑和失智症惡化到得肺炎的期間，雅子的想法與意願都不曾改變為前提。有所改變的是外表，「原本的人格」不變。如同預立醫囑記載「就算當下我大喊不想死」，當過去深思熟慮後的決定，也就是貫徹始終的決定和現在搖擺不定的意願發生矛盾時，應當尊重過去的明確決定。以過去的決定和現在無法理性判斷的意願相互矛盾為由拒絕執行預立醫囑是侵犯當事人的自主權。因此應該遵守過去她尚能自主決定時預立的醫囑。

B的立場是嘗試依照雅子目前的想法，而非尚有判斷能力時預立的醫囑。

A的邏輯是過去的人格為面臨關於治療的抉擇時為現在的自己做決定。兩

4-3　罹患失智症女性的案例

> 雅子年過八十五，由於屢屢遺失家中鑰匙與存摺，或是忘記關掉廚房瓦斯，在家人的建議下前往記憶門診接受診斷，確診為初期的阿茲海默症。她想起母親罹患失智症時的情況，「末期階段十分悲慘」，為了「不要變得跟母親一樣」，於是簽署預立醫囑，內容記載「倘若失智症惡化到完全不明世事的狀態，我不想接受維生治療。即使得了肺炎也不要處方抗生素，讓我離開人世。就算當下我大喊不想死」。
>
> 過了兩年，雅子失智症惡化到一定程度，已經無法分辨家人。然而接受所需的照護，依舊能享受美食，在景色良好的客廳沉浸於讀書的時光。雖然仔細觀察會發現她只是隨意翻動書頁。
>
> 雅子看起來似乎過著平穩幸福的生活，有一天卻得了肺炎發高燒。病情並不嚴重，接受抗生素治療便能痊癒。這種時候應該遵守預立醫囑的內容——「即使得了肺炎也不要處方抗生素，讓我離開人世」嗎？

出處：筆者依照羅納德．德沃金的著作《生命自主權》所舉的案例改寫。

4-4　「過去的意願」還是「現在的意願」？

> A　根據過去的預立醫囑，不處方抗生素，任其死亡
>
> ——縱然失智症惡化，失去判斷能力，無法自主決定，只要預立醫囑便能保障家屬或醫護人員在未來能執行自己所做的決定。雅子預立醫囑是期待自己的意願能獲得保障。執行預立醫囑是尊重當事人的意願，也是正當行為。
>
> B　處方抗生素，恢復現在貌似幸福的生活
>
> ——儘管雅子過去指示「即使得了肺炎也不要處方抗生素，讓我離開人世」，現在的生活如此幸福，實在無法放任她死於用抗生素就能簡單治癒的肺炎。希望能治好肺炎，讓她回到原本平靜的生活。

出處：筆者自行製表。

者一致時可以說是自主決定，若為不一致的情況則難以判定為自主決定。

預立醫囑或生時預囑的邏輯前提在於，有判斷能力時的人格所具備的自由與自主擴張至沒有判斷能力時的情況，指示未來病危而無法表達意願時該如何處置。「淪落到這般田地，我就不想活了」的指示，是反映健康時或是尚未惡化時的價值觀。這種作法容易摻入負責代為解釋的家屬或醫護人員對於「這種狀態活著也沒意義」等關於生活品質的評估。

病人並未體驗過失智症惡化時究竟是何種感受，不了解實際的情況。無論是當初預立醫囑時的自己或是負責執行預立醫囑的相關人士，都是站在較有活力和判斷能力的立場來推測判斷。

德沃金採取A的立場。他以了解為前提，區分單純的「體驗權益」（experiential interests）和「關鍵利益」（critical interests），認為後者優於前者（《生命自主權》）。換句話說，應當遵守尚能理性判斷時深思熟慮的決定。這是重視理性的立場。他基於惟智主義的觀點，認為尊重過往深思熟慮的決定（生時預囑的指示）是尊重失智症患者的自主能力。

「在這種情況下」依舊想活下去的案例

相對於德沃金，華盛頓大學（University of Washington）的蕾貝卡・德雷瑟教授（Rebecca Dresser，法律、生物倫理學）採取的是B立場。她批判「實際病情嚴重到失去判斷能力時，當事人的利益與關心會打從根本改變，以往不覺得有價值的瑣事（例如和家人聊天、三餐、洗澡等）和日常生活中理所當然的小事都會化為極為重要的大事或喜悅。當處於必須依賴他人生活（接受照護）的狀態，這些小事就顯得更為重要」（Quality of Life and Non-Treatment Decisions for Incompetent Patients.〈蕾貝卡・德雷瑟的生時預囑批判〉）。

人心原本就瞬息萬變。德雷瑟的批判不僅探討從立定預立醫囑到執行的期間心境發生變化（難處2），還關注更為深層的價值觀變化。從醫師口中聽到自己罹患重病，即使當下的想法和過往一樣，認為「要是淪落到這種地步，我就不想活了」，然後之後價值觀出現變化而改寫敘事（narrative），變得積極正面看待事態的例子並不罕見。換句話說，人在健康或是症狀輕微時，難以想像罹病或病危時的心境。因此，以對待具備判斷能力的正常人的方式來對待眼前判斷能力衰退的病人，根據過去立定的預立醫囑而「執行自主權」只是憑空想像。反之，預立醫囑時最好放下健康時容易抱持的偏見，例如「淪落到這般田地，我就不要活了，死了還比較輕鬆」。此時伴隨而來的是轉換價值觀等課題。儘可能轉換所謂「這般田地」的定義，思考如何自己對應以及周遭該從何協助。人類具備靈活應對的彈性。這同時也和重新定義健康有所關聯（參考終章二五一頁起的說明）。

一旦確診為「失智症」便無法完全符合尊重自主原則的所有前提。然而，罹患失智症並不等於喪失自主決定的能力。失智症患者的能力隨著症狀的惡化程度、所處環境和當下的身體狀況而時時變動，無法輕易認定有或無判斷能力。

清楚表達好惡的能力

失智症的病程進展可能十分漫長，為了正確了解病人表達的意思、尊重其意願，協助病人度過「期望的人生」，照護人員藉由點頭與撇過頭去等動作掌握細微的線索以判讀病人意願，摸索如何建立能符合病人意願的照護。

失智症患者的言行舉止的確經常前後矛盾，因此確診為失智症後，決定照護方針等重要事項往往會忽略當事人的意見，而由家屬代替當事人思考「怎麼做對病人最好」則被視為理所當然。

大井玄醫師長年負責高齡醫療，對於這種作法感到懷疑。他做了一項詢問高齡失智症患者是否願意接受胃造瘻的調查，結果發現約八成的病人當下都表達「不願意」。

縱然認知障礙程度為中度或是重度、周圍的人都覺得「已經無法進行理性思考」的高齡失智症患者，對於自己的身體，尤其是攸關生死的治療，直到最後都保有清楚表達好惡的能力。因此大井醫師認為，表達好惡具備倫理的約束力（《失智的康德還有「理性」嗎？》〈認知能力衰退者對於「胃造瘻」的反應〉）。

倘若僅以前後一致的理性決定為標準，等於無視個人基於經驗的好惡或意願，僅由家屬和醫護人員擅自討論決定治療或照護的方針，或是視病人尚有「正常判斷能力」時立定的預立醫囑為當下的意願。無論何種作法，都是無視認知能力衰退時病人依舊保有的好惡意識。大井醫師視表達好惡為「情緒」程度的現象，並將其意義深化至生物學與哲學的面向。

如何評估自然意思？

德國視「情緒」程度的意願為「自然意思」，有其法律定位。這項概念源自中世的士林學派（Scholasticism），區別「深思熟慮的理性決定」和單純但欠缺合理性的「自然意思」。自然意思是哲學史上反覆討論的議題。此概念透過黑格爾（Georg Wilhelm Friedrich Hegel, 1770-1831）的著作《法哲學原理》（Elements of the Philosophy of Right, 1821）引進法學與司法界（Patientenverfügungen bei Demenz）。黑格爾對「自然意思」的解釋是隨意、慾望、衝動、心情等程度的想法。例如，看到眼前出現美味的食物便忍不住伸出手，目的是當下的「幸福」。他認為人必須內省，擺脫慾望衝動的束縛，提升至普世程度才是真正的「自由意志」。

德國的法學家把「自然意思」解釋為無法對自己的決定負責的人當下所做的決定。在德國關於《成年照護法》（相當於日本的成年監護制度）的判決案例中，自然意思是非常重要的概念。德國聯邦議會審議會討論預立醫囑立法時明確表示：「當下表達的自然意思優於（過去的）預立醫囑。」（《死得有尊嚴與自主決定》）。

然則肢體語言有時判讀困難。按照表面接受「自然意思」可能對當事人有害。因此部分意見認為，以「欠缺辨識能力時的決定」的概念取代因為解釋不清而可能造成誤解的「自然意思」較為妥當。無論如何，自然意思在日本法律幾乎不受重視，卻是今後討論成年監護制度時不可或缺的要素。

病人能以言語溝通時，發言可視為當事人表達的意願。然而失智症惡化時，即使貌似明確表達意願，其表達方式卻不見得符合實際期望的內容。

以表情或肢體動作抗議時更是難以解讀。例如對胃造瘻、拔除點滴或進食行為撇過頭去，的確是表示抗拒。然而抗拒的對象與理由往往難以確認。拒絕進食的理由形形色色，可能是沒有食慾、不喜歡當下的餐點、討厭照護人員、沒心情用餐、對人生感到疲倦或是想要早點結束生命，必須慎重考慮每一種可能性。病人無法明確地以口頭表達，但若缺乏接受對方表達意願的態度，自然無法找出真正的意願。

回到雅子的例子，A立場僅重視預立醫囑，過於單純。基本態度應該是想辦法貼近當下意願的B立場。然而B立場在執行上有其困難，需要慎重的判斷與應對。

病人本人與家屬應以一同分享病人過去、現在到未來敘事的態度，貼近病人的想法來探索目前的意願。表4-5是國立長壽醫療研究中心的末期照護團隊（End-Of-Life Care, EOL）圖解如何探索病人的想法（之後作為厚生勞動省的業務「末期醫療諮商員研習會」的資料，公開於網站上）。

縱然病人出現意識障礙，醫護人員與家屬依舊必須貼近當事人的想法，按耐住性子，努力協助病人自主決定。厚生勞動省的《協助失智症患者在日常與社會生活自主決定的指南》（二〇一八年）也反映了相同的看法。指南要求「失智症患者乍看之下難以自主決定，還是必須盡最大努力從病人的肢體語言和表情變化判斷其意願」（〈依照失智症患者的特性協助自主決定的基本原則〉）。

4-5　協助病人做決定的概念圖

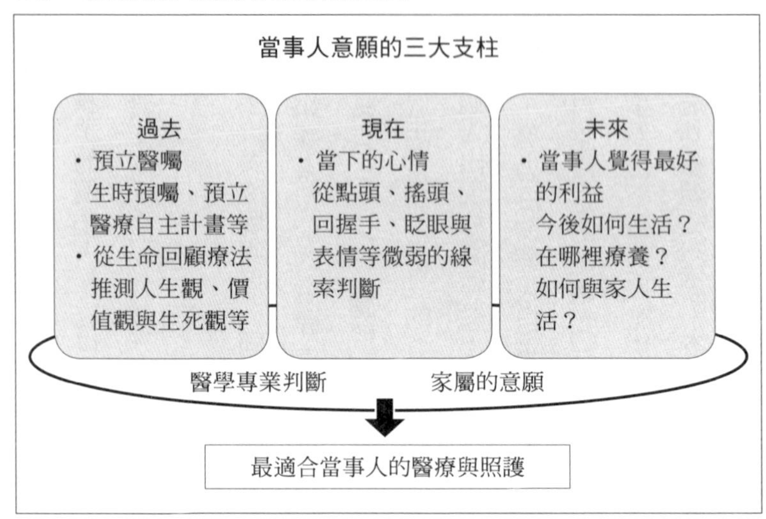

出處：筆者根據國立長壽醫療研究中心的「平成27（2015）年度末期醫療諮商員研習會資料」自行製表。

何謂預立醫療自主計畫

前幾節從結構上分析運用預立醫囑時面臨的難處，然而實際運用的情況又是如何呢？

近年來，德國（二〇〇九年修正《成年照護法》）、法國（二〇〇五年立法通過《病人權利與末期相關法》，二〇一六年立法通過《創設末期病人新權利法》）、瑞士（二〇一三年立法通過《成年人保護法》）、韓國（二〇一六年立法通過《安寧緩和醫療與末期病人維生治療自決相關法》)、台灣(二〇〇〇年立法通過《安寧緩和醫療條例》,二〇一六年立法通過《病人自主權利法》)、義大利(二〇一七年立法通過《知情同意與預立醫囑相關條例》)制定了關於預立醫囑的法律。其中最值得參考的是最早制定預立醫囑相關法律的美國。

美國因為加州制定了《自然死法》(一九七七年施行),成為全球第一個保障個人以生時預囑執行醫療自決權的國家。其他各州之後也追隨加州,制定相同的《自然死法》和設立代理人制度的持續性代理權授相關法規。除了州法,亦制定了《病人自決權法》的聯邦法,並於一九九一年施行。「自主決定醫療與照護的權利(包含接受與拒絕治療的權利)」以及「根據州法預立醫囑的權利」因此受到保障。加州立法通過《自然死法》已經過四十年,執行了大規模的社會實驗。

不過,預立醫囑的比例並不高。從前幾節指出的難處亦可知道,預立醫囑在末期醫療上不見得能有效發揮作用。因此醫護人員藉由引進預立醫療自主計畫(Advance Care Planning, ACP。又稱「事前照護計畫」),嘗試改善無法順利執行預立醫囑的現況。

4-6何謂「預立醫療自主計畫」

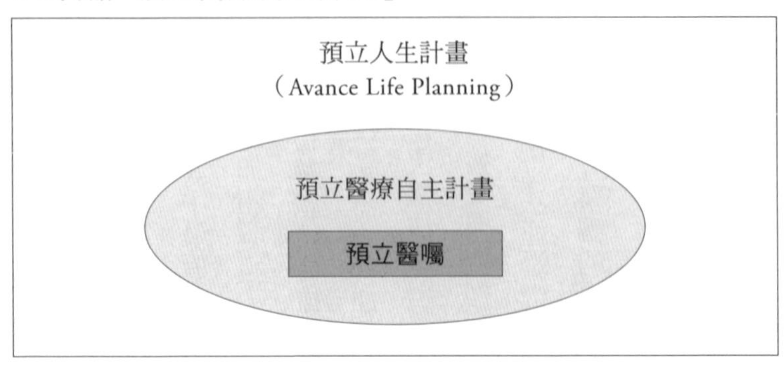

出處：筆者根據伊藤博明、中島孝、坂井孝壹郎、伊藤道哉、今井尚志合著的《癌症與化學療法》〈預立醫囑的原則——為了避免誤解與曲解預立醫囑〉（36卷，2009年）自行製表。

如同表4-6所示，預立醫囑是明確指示具體的醫療措施，屬於預立醫療自主計畫的一部分。除了預立醫囑之外，預立醫療自主計畫還包括「預立人生計畫」。一般提到人生計畫想到的都是關於升學、就職、結婚、生產、購買房屋等。預立醫療自主計畫中的人生計畫類似得知罹癌後，思考該如何度過剩餘的人生。

針對生命僅剩一年的病人的《維生治療醫囑指南》

美國關於預立醫療自主計畫的先進範例是「維生治療醫囑指南」

4-7 維生治療醫囑(Physician Orders for Life Sustaining Treatment, POLST／《維生治療醫囑指南》)

A心肺復甦：心跳與呼吸停止時是否執行心肺復甦術？
B醫療處置：僅執行緩解症狀的處置或執行插管、使用呼吸器等最大限度的治療？
C給予人工營養：是否執行經管灌食等人工營養？
D抗生素：是否使用抗生素

出處：筆者從維生治療醫囑中擷取重要的項目，自行製表。

(Physician Orders for Life Sustaining Treatment, POLST)。這是主治醫生針對病情嚴重、預測一年之內就會死亡的病人，聆聽對於末期醫療、急救措施與維生治療的希望並加以記錄保管的文件。

《維生治療醫囑指南》如同表4-7所示，格式簡單，勾選符合的選項即可。病人(或是家屬、代理人)可與醫護人員討論，決定末期的應對方式，將該文件作為末期醫囑保管。根據二〇〇四年的調查，奧勒岡州使用《維生治療醫囑指南》的護理之家占七一%，其中入住護理之家的長者使用率則是八八%。另外，根據奧勒岡州立健康與科學大學(Oregon Health & Science University)等人組成的團隊從二〇〇六到二〇〇七年的調查可知，奧勒岡州所有的安寧病房和西維吉尼亞州(West Virginia)

八五%的安寧病房都使用了《維生治療醫囑指南》（Use of Physician Orders for Life-Sustaining Treatment [POLST] Paradigm Program in the Hospice Setting）。此項措施之後以「美國維生治療醫囑指南範例專案」（National POLST Paradigm Program, NPPP）的形式普及全美，只是文件的名稱形形色色。該制度不僅普及於美國，也出現於其他國家。

但是，單憑醫護人員的簡單說明和單次短時間的聆聽，實在不覺得病人就能因此了解醫療與護理的全貌。預立醫療自主計畫倘若僅是填寫一兩頁文件便結束的形式化作業，代表可能是醫護人員要求病人立定預立醫囑。為了避免預立醫療自主計畫淪為緊急對應時的意見調查，必須改良為病人與醫護人員充分溝通後完成的文件。

相良醫院的對策

鹿兒島相良醫院運用預立醫療自主計畫的作法十分值得參考。筆者有幸採訪預立醫療自主計畫負責人江口惠子總護理部長，本節亦將一併介紹採訪內容。

相良醫院是乳癌專科醫院。乳癌病人必須長期與病魔搏鬥；發現難以根治且轉移或復發後的人生還很漫長。疾病本身與療法、照護方式的特性，使得預立醫療自主計畫更顯重要。單就醫學觀點思考如何治療疾病並無法應對病人所有的需求，決定治療方針時還必須考量病人的日常生活與人生，反映當事人的價值觀與希望。

相良醫院因此開發了充滿特色的問題表：「一起思考如何治療的問答單」（sagara版，ACP問答單）。一般的預立醫療自主計畫多半以「緊急情況時是否要急救」等維持生命治療醫囑等項目為中心。相良醫院的問答單開頭1卻是詢問病人對於醫護人員的溝通是否滿意（參照表4-8）。這份問答單雖然也是滿意度調查，更重要的是透過問答單獲得與病人溝通的契機。

藉由問題2確認病人今後是否願意與醫護人員溝通，病人可以藉此促使醫護人員更加了解自己的想法。提出各類關於治療方針的煩惱與疑問，作為與醫護人員討論時的頭緒。

4-8 「一起思考如何治療的問答單」

1. 請問您和治療相關的醫護人員（醫師和護理師等人）諮商時覺得如何？

1）您覺得治療之前和醫護人員充分討論過了嗎？
□非常充分 □充分 □普通 □不充分 □非常不充分
2）您覺得醫護人員對於疾病與治療的說明充分嗎？
3）您覺得醫護人員充分聆聽您說明重視的事嗎？
4）您覺得醫護人員充分回應您的疑問與在意的事嗎？
5）聽了醫護人員的說明後，您對之後該怎麼做感到無所適從嗎？

2. 請教您對於今後的諮商有何期望？

1-1）您想向醫護人員詢問或諮商哪些事呢？（可選擇複數選項）
□今後可能出現的症狀和對生活的影響 □今後的生活方式
□今後的病程進展 □其他（ ）
1-2）您想知道預後（預測的平均剩餘壽命）的詳情嗎？
□非常想知道 □想知道 □普通 □不想知道 □非常不想知道
2）您想和家人討論病情，同時接受治療嗎？
（選項如上）
3）您想和未成年子女討論病情嗎？
□非常想 □想 □普通 □不想 □非常不想 □對應隨子女而有所改變
□無法決定（□希望諮商 □想和家人討論）

3. 請教您對於今後的治療有何期望？

1）決定治療方法時，您重視什麼事呢？〔省略選項〕
a 即使得忍受一定程度的副作用，也要接受效果最好的治療
b 儘量避免副作用強的治療方法
c 重視生活品質（自己期望的生活方式、滿足感、充實感）

以下3.2）～5）、4、5省略

出處：sagara版，ACP問答單

問題3詢問病人關於治療方針的期待。提出實際的選項（例如是要化學治療或放射線治療）之前，先詢問「你決定治療方式時在意哪些事情？」，並且列舉a、b、c等選項。

病人思考該如何決定具體的治療方針之前，先捫心自問自己究竟想要什麼。這是重新思考自己的價值觀與人生觀的機會。預立醫療自主計畫不是單純根據說明與同意便決定治療方針的形式。思考治療方針的同時，病人也藉此重新審視自己，深化生活態度。

原本堅持拒絕治療，認為「會給家人添麻煩」的病人在一邊回覆問答單，一邊和護理師討論的過程中，發現自己其實還是想接受治療。醫護人員透過這些步驟拉近與病人的距離，病人則藉此釐清包含治療目的等人生目標，找出人生方向。

溝通成為制度的一部分

一般以白紙黑字的方式保存的記錄，都是法律上重要的證據。然而，醫療照護沒有類似法規。預立醫療自主計畫最重要的，是促進病人與醫護人員對話，雙方充分溝通。病人在溝通的過程中重新思考價值觀與人生觀，想法逐漸改變。醫護人員因應病人的變化制定對策，才是真正的預立醫療自主計畫。在此過程中，醫護人員也能從病人身上學到東西，進而成長，對自己的工作感到驕傲。

江口總護理部長表示，「最可怕的是機械化地填寫問答單，就以為自己了解病人的意向」。預立醫療自主計畫僅討論一次便作結，極可能導致治療朝錯誤的方向前進。若希望預立醫療自主計畫不流於形式化，就必須反覆與病人討論。相良醫院的作法是至少填寫二次問答表，面談次數平均為九次以上。預立醫囑不是點，而是線。在與病人討論預立醫療自主計畫的過程中加深醫護人員與病人的溝通，提升病人的生活品質。

相良醫院的預立醫療自主計畫的格式之所以優秀，在於出發點認為關鍵不是媒體或格式。重要的不是填寫問答單，而是透過填寫的過程促成醫護人員與病人充分溝通。其他方面也推動了相同的作法，例如臨床倫理專案的「順利地老去，活出自己直到臨終的預定筆記」等，也都是為病人仔細著想的優秀文件格式。

預立醫療自主計畫尚未有明確的定義。美國的維生治療醫囑是針對剩餘壽命在一年之內的末期病人，江口總護理部長則認為無須過度縮小範圍，反而應該使用更有彈性與廣泛的詞彙來定義預立醫療自主計畫：「協助所有年齡層與健康狀態不同的成年人了解和共享個人價值觀、人生目標與（根據喜好與希望）挑選未來醫療護理的步驟」。特意建立溝通的制度，正是預立醫療自主計畫（〈高齡社會所需要的醫療與護理〉）。

這種想法逐漸獲得接納，厚生勞動省於二〇一八年修正《末期醫療護理的決定步驟相關指南》之際也加以採用（該指南詳情請參考下一節），加入「考量病人的想法**可能出現變化**，醫療護理團隊協助病人在每次改變心意時得以表達，重要的是**反覆**與當事人討論」一文。

除此之外，還追加了「隨著時間、身心狀態的變化與醫師評價的變更，病人的想法**可能出現變化**，醫療護理團隊必須向病人提供合適的資訊與說明，協助病人在每次改變心意時得以表達。倘若當事人當下可能處於無法表達意願的狀態，必須連同家屬一起反覆討論」。

相信細心執行每個步驟，充分溝通，即使最後病人陷入意識昏迷的狀態也能輕鬆推測當事人的意向，配合當事人期望，決定醫療方針也更為簡單。

三　日本需要立法嗎？

起訴案件中沒有只是拔管的案例

二〇〇四到二〇〇六年，北海道立羽幌醫院、和歌山縣立醫大附屬醫院紀北分院和富山縣的射水市民醫院等地，紛紛發生移除病人的呼吸器以中止維生治療，導致病人死亡的事件。涉及拔管行為的醫師遭到所在縣市的警方以殺人嫌疑函送檢方偵辦。希望制定關於中止治療相關法律的聲浪更為高漲。

射水市民醫院事件等案件，負責的醫生雖然因為移除呼吸器、涉嫌導致病人死亡而遭到警方調查，最後都以不起訴結案。其實日本不曾出現只是因為拔管而遭到起訴的案例。

日本沒有關於末期醫療的相關法規。安樂死合法化的國家日漸增加；即使不允許安樂死，法律明確規定中止治療與維生手段的手續或立法制定預立醫囑制度的國家也不在少數。許多人認為日本在相關法律上落後其他國家。

二〇〇五年，根據日本尊嚴死協會的要求，成立了「尊嚴死立法議員聯盟」（目前更名為「思考如何尊重當事人末期意願之議員聯盟」，成員橫跨各個黨派，參眾議院合計約二百人）。之後屢次召開讀書會，於二〇一二年制定了《尊重病人對末期醫療的意願相關法（暫定）第一案》。這項法案因應日本尊嚴死協會的要求，以中止治療為中心重新調整。相信部分讀者正因為這項法案難以排進議程而感到焦躁。但是筆者希望大家重新思考，日本真的需要這項法案嗎？

二〇〇七年的革新——厚生勞動省的指南

日本雖然缺乏規定末期醫療的法規，厚生勞動省卻規定了相關指南。這是因為屢屢發生前文提及的醫師因移除呼吸器而以殺人嫌疑函送檢方偵辦的事件，厚生勞動省於是在二〇〇七年制定了《末期醫療的決定步驟相關指南》，二〇一五年時更名為〈人生最終階段醫療的決定步驟相關指南〉。

二〇一八年時又更名為〈人生最終階段醫療「護理」的決定步驟相關指南〉，內容也首次修正，加入預立醫療自主計畫的要素。更動名稱的背景在於日本社會已進入必須更加充實居家醫療的時代。現在需要的醫療不僅限於醫院，而是醫院與居家醫療進一步攜手合作，醫護人員與照護人員一同了解指南，實現持續的醫療照護。因此指南名稱由「人生最終階段之醫療」更名為「人生最終階段之醫療護理」。同時藉由研習會等機會，將指南推廣至照護業界，促進照護人員對指南內容的理解。

這套步驟指南從一開始便將重要內容分為以下三點：（一）醫療護理團隊一同檢討，而非主治醫師個人決定；（二）貫徹同意主義，尊重當事人的意願，和家屬一同討論，做出眾人同意的結論；（三）重視與充實安寧緩和醫療。除此之外，情況如表4-9所示分為三種模式，呈現基本的決定步驟。

這套步驟指南於二〇〇七年發布時引發各界意見紛紜，最多的意見是「失

4-9 基本的決定步驟

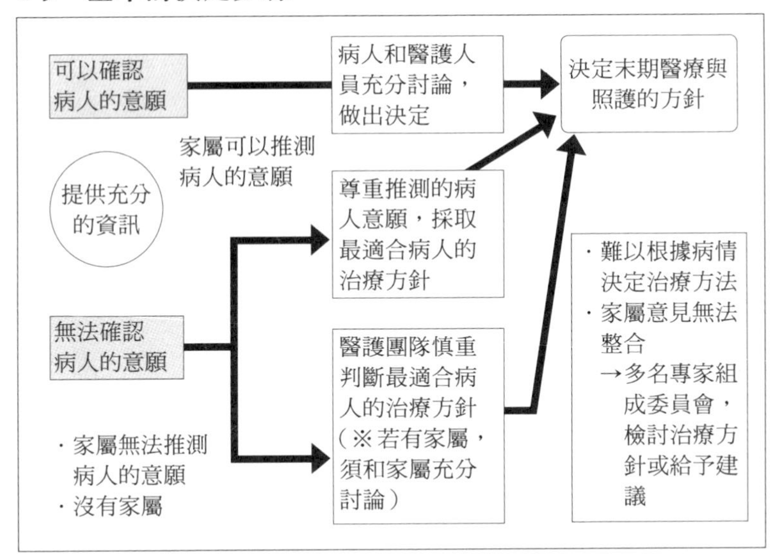

出處：厚生勞動省製作的手冊

望」。部分聲音批判指南絲毫並未提及中止治療的基準，不過是呈現決定步驟的形式。筆者當初也作如是想。然而罹患絕症、接近臨終時，究竟該在何種階段中止治療，無法制定統一的基準。臨床的情況必須是現場醫護人員根據實際情況做出綜合判決。倘若真要訂立基準，指南恐怕會變成厚厚一大本。

指南所呈現的步驟是根據序章提及「中止治療行

為」時舉的二個案例：東海大學醫院與川崎協同醫院的判決。例如內容包含川崎協同醫院事件的橫濱地方法院判決書提及的「關於末期醫療之中止治療」一節的所有要點。換句話說，倘若一步步細心執行同意的步驟就不算違法，也就不會成為刑事案件了。

許多法律學者實際上也作如是想。例如擅長刑法的東京大學教授佐伯仁志便表示，若能根據指南判斷，警方根本不需要介入，醫療臨床現場也不希望司法介入（《Jurist》一三七七號）。

日本老年醫學會於二〇一二年發表包含中止給予人工水分與營養的《高齡患者照護的決定步驟相關指南：以給予人工水分和營養為中心》，附錄中刊載了同意「相關人員依照本指南指示之步驟決定治療方式，執行決定之結果，司法實際上不得介入，介入為不當行為」的法律專家名單。截至二〇一二年六月，前最高法院法官、刑法學家與生物倫理學家等共二十九名專家署名贊成。制定指南之後，警方並未介入任何僅是中止治療的行為。

日本醫學會等團體也根據厚生勞動省所發表的指南，推出了類似的末期醫療指南。日本急救醫學會於二〇〇七年發表的指南則更為具體。二〇一四年，日本心血管系統學會、日本加護治療學會、日本急救醫學會的三個學會共同發表了《急救、加護治療之末期醫療相關指南》。根據這項指南，針對急救時暫時恢復生命跡象，使用呼吸器維持生命的病人，向病人家屬詳細說明腦部損傷嚴重、不可能恢復意識等情況，家屬得推測本人的意願，「倘若病人希望中止維生治療」、「和家屬等協議之結果，選擇減少或終止維生治療」。

新聞節目「Close up現代＋」的衝擊

ＮＨＫ於二〇一七年六月九日播放的新聞節目《Close up現代＋》播放了帝京大學醫院高度救命急救中心藉由上一節說明的步驟，移除病人的呼吸器，病人約莫一小時之後死亡的場面（「『終止維生』的新選擇——生死之間」）。病人中止治療後沒多久死亡的畫面透過螢幕發送至全日本，而且病人與負責的醫師都公布本名，警方也並未因此而搜查。

日本醫學會也注意到這個節目，在第十五次日本醫學會生命倫理懇談會回覆「超高齡社會與末期醫療」（二〇一七年十二月）時，即以「NHK大大方方地播放透過充分的步驟而移除呼吸器的場面，警方並未因此對相關人員進行搜查」為例，表示末期醫療的情況形形色色，對於制定相關法律必須採取慎重的態度，同時希望站在第一線的醫師可以藉由遵循合適的官方指南免責。

許多醫護人員認為移除呼吸器會受到警方調查，有些醫院甚至規定「醫院方針是無論如何都不得移除呼吸器」（這種方針遭人批判不符合倫理，例如田代志門的〈醫院的方針「不得移除呼吸器」是倫理所容的行為嗎？〉）。然而現狀確實已經走到「Close up現代＋」所呈現的地步了。

維生至上主義的變化

所謂「維生至上主義」的情況到了現代開始出現變化，選項包括中止治療的指南紛紛出現（參照表4-10）。例如《成人肺炎診療指南》注意到罹患肺炎的高齡患者增加，因此修訂了新的診療方針。隨著年齡增加，吞嚥功能衰退，容易引發吸入型肺炎。肺炎本身利用殺菌藥物治療並不困難，但不提升吞嚥功能就會

4-10 治療指南中包括中止治療者

日本老年醫學會《高齡患者照護的決定步驟相關指南》（2012年）
- 日本透析醫學會《開始與持續血液透析的決定步驟相關建議》（2014年）
- 全日本醫院協會《末期醫療相關指南——為了迎接更美好的人生最終階段》（2016年）
- 日本呼吸器官學會《成人肺炎診療指南（方針）》（2017年）
- 日本神經學會《失智症患者診療指南》（2017年）

出處：筆者自行製表。

造成肺炎復發。反覆罹患肺炎與使用殺菌藥物可能引發抗藥性。居住於照護設施的高齡患者若肺炎屢屢復發與反覆住院，也可能造成認知功能衰退和整體健康惡化。因此新的指南表示，治療肺炎不僅是暫時改善症狀，還必須考量復發等逐漸難以治癒的問題與整體健康惡化的狀態，故在治療方針中增加了暫停治療肺炎、以安寧緩和醫療為主的選項。

有不少診療指南針對以往認為理應治療的情況而增加了「不治療」的選項。日本的醫療目前正面臨巨大的轉捩點。

另一方面，非營利法人ALS／MND援助中心櫻會副理事長川口有美子則擔心「如此一來，可能會出現把本來能治好肺炎卻不治療一事當作『尊嚴死』的醫師」(〈制定尊嚴死法的行動與其背後〉)。針對這種疑慮，必須制定明確規範病人權利的法律，保障醫護人員尊重「病人的決定」，而非隨意中止治療。

先進國家幾乎沒有爭取制定病人權利相關法律的運動，但在日本卻有日本律師連合會等團體長期推動，分別於一九八四年與一九九二年推出《病人的權利宣言案》(病人的權利宣言全國起草委員會)與《確立病人權利之相關宣言》(日本律師連合會)。日本醫學會也彙整了《醫療基本法草案》，內容主張病人的權利。

日本的法律當中有「基本法」三字的法律共有六十三項，例如《教育基本法》、《環境基本法》、《災害對策基本法》等。醫療相關法律除了提供醫療的體制與公眾衛生對策之外，還制定了大量的法律與修法。但是日本並未制定醫療基本法，因此醫療相關法律彼此盤根錯節，缺乏統一的理念(〈醫療基本法的意義〉)。今後必須藉由醫療基本法奠定基本理念，根據基本理念整合醫療政策。

一九七一年第六十八屆國會會議曾經審議《醫療基本法案》，最後卻成為廢案。然而對於該法案的討論並未完全中斷。目前除了日本醫學會之外，還有日本醫院會、全日本醫院協會、制定病人權利法之會、東京大學公共政策研究所醫療政策實踐聯盟等團體提出基本法案。儘管內容並不一致，但對於制定醫療基本法的必要性已經出現多數同意的聲音。無須堅持使用「病人權利法」的名稱，儘早制定醫療基本法。眾人皆期盼法條能明確規範在末期醫療階段也必須尊重病人的意願。

中止「維生治療」的結果……

近年來討論「維生治療」一詞時總是伴隨惡劣的印象，彷彿「維生＝壞事」。然而渴望延續生命是人性。現代人口中的「維生治療」恐怕意指「這種情況下延續生命也沒有意義」。

長期致力於居家醫療與居家臨終的小笠原文雄醫師在著作《可喜可賀的臨終》（中文版為方智出版）中舉了幾個有趣的案例，介紹如下：

小笠原醫師有時會接到住院中的病人或家屬要求「緊急出院」。「緊急住院」

一望即知理由，但是相信大家應該都沒聽過「緊急出院」。這是因為病人即將死亡，希望能在家裡而非醫院離開人世，所以要求立刻出院。一般醫院不會允許重病病人出院。然而小笠原醫師馬上和醫院協調出院時間，讓病人回家。這種作法讓原本即將告別人世的病人出現類似迴光返照的現象，在家裡度過一段平穩的日子。

原本在醫院補充高熱量營養與水分而浮腫的病人，回家之後竟然因為分量減少而好轉。給予臨終病人過多水分與營養反而是負擔。原本院方表示「出院後只能撐五天」的病人，在水分與營養調整到適合的分量之後，病情出乎意料好轉，出院後過了五年還健健康康。

病人的壽命因為中止「維生治療」而延長，代表在醫院接受過度治療有時反而會縮短病人的壽命。

這種情況下的「維生」真的沒有意義嗎？這些病人回到熟悉的家中，和家人一起生活。也許無法像過往一樣正常進食與排泄，卻獲得與家人討論臨終與溝通的時間，重新審視自己的人生，最後滿足地離開人世。送終的家屬也感到心滿意足，心靈充實。這是「可喜可賀的臨終」，所以不需要把「維生」一詞看得如此負面。

第五章

安樂死與自殺的思想史

——人類對於自殺的想法

本章介紹以歐洲為主的安樂死與自殺思想史，概觀從古至今的變遷。

一 脫離基督教教義——古代到近世

古代希臘羅馬時代的自殺論

古時候的醫師看到絕症患者會放棄治療，病人也會因為苦於病痛而自殺。醫師因應病人要求而動手殺害或是協助自殺也時有所聞。以教育嚴格聞名的斯巴達為例，嬰兒一出生便進行嚴格的篩選，認為無法存活的嬰兒會遭到遺棄。

醫療倫理的原點——原版的「希波克拉底誓詞」主張「余必不以毒物藥品予他人，並不做此項指導，雖人請求，亦必不與之」（〈希臘醫學思想與人類〉——希波克拉底誓詞所顯示的人類觀），代表當時的情況必須特別宣示不協助安樂死。換句話說，由於安樂死盛行，才需要特意列入誓詞。

哲學家對於自殺也意見分歧。亞里斯多德（384-332 B.C.）在著作《尼各馬科倫理學》（Ethica Nicomachea）中主張自殺於法不容。自殺不僅對個人不公，也對城邦不公。

相較之下，斯多葛主義（Stoicism）的哲學家塞內卡（Seneca the Younger，c. 1 B.C. -A.D. 65）對自殺的看法則是容忍。例如對於為了祖國自由而戰，結果不甘遭到凱薩俘虜、選擇自殺的小加圖（Cato the Younger, 95-46 B.C.），讚美其英雄般的自殺方式，如是描述他如何勇敢死去：

> 智者生存僅限於必須生存之時，而非得以生存之時。
> 生存並非善，活得美好才是善……認為人生須重質而非重量。
>
> 《書信集》(Epistles)

塞內卡更進一步認為生存的質更勝於量：

> 人倘若沒有死去的勇氣，不過是附庸。
> 人生的重點不在於長度，而是過得多精彩。結束的時間點與是否精彩

毫無關係。選擇在你想結束時結束。但必須結束得偉大。

《書信集》

古代希臘羅馬時代對於自殺與安樂死的意見毀譽參半，並無視為正當的說教式指導。然而，基督教的出現大幅轉變了社會大眾對於自殺與安樂死的看法。

基督教時代禁止自殺

《聖經》並未明文規定不得自殺。直到三世紀為止，基督教教會對於自殺是否違反道德並無官方的見解。

開始明確批判自殺是始於希波的奧古斯丁（Augustine of Hippo, 354-430）。他在著作《上帝之城》（The City of God, 413-426）中解釋《聖經》「並未提及上帝命令或許可人類自殺」是因為摩西十誡的「不可殺人」不僅限於不可殺害「你的鄰人」，還包括「禁止自殺」。奧古斯丁認為，無論是基於何種理由，自殺都是不可饒恕的行為，必須「忍耐痛苦活下去」。

托瑪斯・阿奎那（Thomas Aquinas，c.1225-1274）在著作《神學大全》（Summa Theologiae。中文版為中華道明會、碧岳學社出版）的〈論殺人〉中討論「人是否可以自殺？」，表示「人自殺是三重犯罪，不得饒恕」。三點理由說明如下：

（一）自殺是違反人類保存自我的本能，違反愛德（Caritas）。
（二）人類是群體的一份子，自殺是對群體行惡。
（三）生命是上帝的禮物，「生殺之權」都掌握在上帝手裡。因此自殺是搶奪上帝的權能。

他明確整理自殺是違背了與自己、與群體、與上帝之間的關係。第三點提及與現代的安樂死直接相關的意見：

不可容許以自殺逃避生活中所發生的悲慘之事。如同亞里斯多德在《尼各馬科倫理學》第三卷所述，生命中諸多惡行當中最為恐怖的是死。因此為了逃避生活中所發生的悲慘之事而自殺，是為了躲避小惡而接受大惡。

根據托瑪斯的說法，因為受病痛折磨而選擇自殺是更為重大的惡行。基督教認為「自殺是大罪」的教義因此定調，流傳至今。例如羅馬教廷於一九八〇年發表《教會對安樂死的聲明》，在〈第一章：人性的價值〉的「四、嚴禁自殺」便是引用托瑪斯上述的主張（《論安樂死》）。

接下來介紹進入近世之後，後人如何突破「自殺是大罪」的主張。

湯瑪斯・摩爾

進入近世，首先在著作《烏托邦》（Utopia, 1616。中文版為五南出版）中擁護自殺的是英國人文主義學家湯瑪斯・摩爾（Thomas More, 1478-1535）。虛構的烏托邦是一個圓形島嶼，圓周五百英里。島上共有五十四座城市、六千戶居民。摩爾如是描述烏托邦人民的死法：

不僅是絕症，當他們疼痛至極的時候，教士和行政官會來安慰、勸告他們，既然已經無法背負人生所有義務，拖累他人，折磨自己，又活到超過應死之時，就不要繼續培養傳染病，在生命之於自己是煩惱之際，毫不猶豫，懷抱希望，如同從牢獄或拷問中解脫般選擇自行擺脫所有痛苦或自願依賴他人協助解放。

在這樣的情況下，採取行動結束痛苦才是明智的行為。倘若接受解釋上帝意志的教士勸告，教士會安慰其行為虔敬神聖。接受建議的人可以選擇用絕食或安眠藥水，安心就死。

不過，不願接受建議的人，絕不會勉強他們，不會因為不聽從勸告便疏於照護。同意死亡的人在烏托邦會獲得尊敬，至於其他不得教士和行政官會議同意便自殺的人，就不能埋葬或火葬，只能曝屍於沼澤中。

烏托邦島的病人倘若罹患絕症，承受病痛折磨，會接受教士和行政官的勸說，選擇縮短生命。

著名的現代美籍生物倫理學家詹姆斯．雷秋（James Rachels, 1941-2003）和澳籍學者賀格．庫西（Helga Kuhse）認為，小說中對於烏托邦島的描述就是摩爾的理想，表示他打破基督教的禁忌，是第一個大膽擁護安樂死的人。

多數的解釋都傾向摩爾依照自己的理想，打造烏托邦島的社會狀態和國家體制。然而，筆者無法接受烏托邦島的所有描述就等於作者理想的說法。

作者應當是以複雜的心情寫下教士與行政官勸說罹病的居民接受安樂死的場面。書中同時描述「充滿慈愛地照護病人」直到臨終，以及對於拒絕安樂死的病人也不得「疏於照護」。摩爾終身都是虔誠的基督教徒，當時基督教視自殺為大罪。

《烏托邦》一書充滿戲謔與諷刺，批判當時社會。因此不應照字面上的意思解讀，關於安樂死的敘述應該也充斥著諷刺。書中的確明白表示建議遭受病痛折磨的絕症患者接受安樂死，卻不能因此斷定摩爾本人「提倡自願安樂死」。

法蘭西斯・培根

英國哲學家法蘭西斯・培根（Francis Bacon, 1561-1626）以經典名言「知識就是力量」為人所知，他的目標是革新學問促使科學知識進步。其著作《學問之增進》（The Advancement of Learning, 1605。中文版為商務印書館出版）給予安樂死新的意義。

> 我以為醫師的任務不僅在恢復健康，而且還該減輕疾病帶來的痛苦。不僅是減輕危險的症狀有助復原時；當復原無望，僅是藉由減輕而使死亡安適時，也是醫師的任務。因為奧古斯都（羅馬帝國的第一任皇帝）常在企望的那種安適的死，是一種至高無上的幸福……
>
> 但是現在的醫師們卻相反地以為不救之後仍與病人相守是一件不合理的事情。我認為除非是缺乏職業信念或人性，否則他們應該勤加研究如何使死亡安適與減輕病人的痛苦這種技巧。所以我們才會責罵他們對於減輕死亡的痛苦這種技巧欠缺研究。這種作法有別於帶給瀕死的靈魂內在的平靜，因此稱為來自外在的安樂死。

這段文字經常受人引用，證明培根肯定安樂死。

然而，培根所描述的並非縮短生命，而是想要為病人實現古代偉人冀望的「如同安穩睡眠的」臨終，醫師必須陪伴病人直到臨終。他對「安樂死」的定義不是縮短生命，而是鍛鍊靈魂與精神，完成美好人生與臨終時「內在的平靜」。以現在的角度來看，這也不是靈性護理（spiritual care），而是屬於醫師對病人肉體進行緩和治療的安樂死。他把這種作法命名為「來自外在的安樂死」（euthanasia exterior）。

培根提倡藉由醫療技術帶來安穩的臨終，相當於今日的安寧緩和治療。批判古代的學問，持續探究改變現代的知識，的確是非常培根的作法。

概觀近世以來的安樂死主張，多數研究偏向矚目思想家對於安樂死的隻字片語，並以肯定安樂死作結。一旦了解思想脈絡，便能發現這些結論不過是片面的解釋。針對摩爾和培根的解釋尤其如此。

克里斯多福．威廉．胡斐蘭

培根提出主張的兩百年後，德國醫師克里斯多福．威廉．胡斐蘭（Christoph Wilhelm Hufeland, 1762-1836）提出了相同的意見。他在當時便是全球知名的醫師，名聲流傳至今。

他的著作《醫師經驗》（Die Verhältnisse des Arztes, 1805）很早便傳入日本，由杉田玄白[1]的孫子，同時也是幕府末期的西醫杉田成卿（1717-1859）將該書的荷蘭文版翻譯成日文，命名為《醫誡》（一八四九）。八年後，緒方洪庵[2]節錄他的另一本著作《醫學必攜》（Enchiridion Medicum）荷蘭文版，翻譯成《扶氏醫誡概略》[3]。雖然兩本書都是從荷蘭文版[4]翻譯成日文，但是由此可知從江戶

1 譯註：日本江戶時代的西醫。
2 譯註：日本近代醫學之祖，一八一〇～一八六三。
3 譯註：江戶時代將胡斐蘭翻譯為「扶歇蘭度」或「扶歇蘭土」。
4 譯註：原文為德文。

時代便已傳入日本。[5]

胡斐蘭對於絕症患者抱持以下的想法：

醫師的義務不僅是治療，還包括延續絕症患者的壽命，減輕其痛苦。這同時也是一大功德。因此發現無法治癒便心生厭惡；不給予任何治療、消極以對，僅作壁上觀，是犯了嚴重的過錯……無法期待痊癒、忍耐劇烈疼痛的病人更是要求同情。面對這種病人，必須培養其承受生存的力量；即使希望渺茫，依舊必須努力帶給病人希望……縱然無法拯救病人，至少能安慰對方。醫師的態度充滿慈愛也是偉大的善行……

因此醫師不得拋下臨終的病人。這種時候，醫師依舊能成為病人的恩人。無法治癒病人，至少能協助對方平穩地迎接死亡。

《自傳／醫學倫理》

5 譯註：荷蘭是江戶時代鎖國政策下唯一可和日本貿易的歐洲國家，因此日本的西洋知識多半源自荷蘭。

胡斐蘭認為醫師的工作是絕不拋棄無法治癒的病人，陪伴病人直到臨終，協助病人「平穩迎接死亡」。另一方面，他堅持「醫師發誓不得縮短人類的性命」：

> 倘若病人罹患絕症，痛苦不堪，期盼死去……這種時候，就連善良的人也會浮現這樣的想法吧？既然如此痛苦，早點卸下對方的重擔真的是不可饒恕的行為嗎？與其思考應不應該，動手協助才是義務吧？
>
> 這些想法的確都很有道理……然而這畢竟還是錯誤的想法。醫師倘若是基於這種心態來行醫，不僅行為不當，還必須接受懲罰。這種行為違反醫生的本分。保全病人性命是醫師唯一的工作……
>
> 治療病人究竟會招致幸福或不幸、是否有價值都和醫師無關。醫師倘若抱持可以縮短病人性命的想法行醫，不僅帶來的惡果難以計算，更會變成全國最危險的人物。這是因為跨越保全性命的界線，覺得判斷生存必要與否也是醫師的權限，這種想法日益擴張，最後在其他場合也會以有價值

或是有用與否看待其他人。

《自傳／醫學倫理》

胡斐蘭認為，醫師應當只考量「保全病人性命」，治療的結果會造成幸或不幸、日後的人生是否有價值，都與醫師無關。這種想法在現代，會遭人批判醫師只想到救人，不曾考慮病人的生活品質，或是因為包含「生命至上主義」的父權主義（paternalism）（站在保護、控制的立場干涉弱者）的要素而受到指責。

另一方面，胡斐蘭對醫師評估病人生命價值的危險性提出警告，彷彿預告了日後德國醫師所犯下的罪行（參考一九五頁起的說明）。胡斐蘭是討論安樂死的歷史中提到「滑坡現象」的第一人，因而受到矚目。

大衛．休謨

現在支持安樂死的言論，多半以人類對身體與生命具有自主決定權為根據。英國哲學家大衛．休謨（David Hume, 1711-1776）的〈論自殺〉應該是第一篇主張根據自主權認定自殺為合理行為的論文。

休謨在一七五五年提筆寫下〈論自殺〉，但考量當下發表會遭到教會批判與政府舉發，因此於一七五七年出版散文集《四篇論文集》（Four Dissertations）時刪除了該篇論文。等到他過世後的隔年，也就是一七七七年方才公諸於世。從執筆到公開，歷經了二十年的歲月。

論文中正面反駁教會不允許自殺的教義，以合理主義的角度主張擁護自殺：

> 應當死於不幸的人唯有了結生命才能終結其悲慘的人生，卻無法逃脫至死亡這個避難所……因為害怕觸怒上帝這種空洞的恐懼心理，而延長悲慘的生命。神明與大自然賜給人類的禮物（自殺），遭到殘酷的敵人（迷信）剝奪。
>
> 因此儘管只要踏出一小步，我們就能擺脫充滿痛苦與悲嘆的世界，卻因為迷信的威脅……造成悲慘結果的原因仍舊以鎖鏈束縛我們。

如同前文所示，休謨認為禁止自殺是「殘酷的敵人」。因此他滿懷熱忱地表示：「檢討所有一般反對自殺的討論，藉由證明自殺無須背負任何罪惡感與非難，努力取回人類應有的自由。」這裡指的不僅是受病痛折磨，而是所有理由的自殺。

他主張人類有追求幸福的能力與決定自己生死的權限。得以自殺歸功於自然法則，也是天意秩序的一環。因此，他認為當痛苦與悲傷超過忍耐的極限時，應該容許自殺。

當痛苦與悲傷超過個人忍耐的極限，厭倦人生時，我以最為明確明白的語言作結：是從我所存在的地方召喚（recall）我。

他同時更進一步探討自殺是否違反義務。

自殺……違反了我們對身邊的人以及社會應盡的義務嗎……捨棄人世

的人對於社會不會帶來任何危害……
社會從我身上恐怕僅能取得微不足道的利益，為什麼我得因此延續悲慘的生命呢……
我已經無法再提升社會利益，是社會的負擔……這種時候，我放棄人生不僅對社會無害，還值得讚許。
對於認為年齡、疾病或是不幸造成人生負擔，導致活著可能比死亡更可怕的人而言，自殺能兼顧利益與人類應盡的義務，此點無庸置疑。

休謨主張自殺不僅不違反社會義務，甚至是「為社會去除有害的一名成員，是有益的行為」。

如同自殺的人認為「人生沒有持續下去的價值」，他將值得與不值得活下去的生命二者加以對比。

休謨認同自殺的文章完成於十八世紀中期，卻相當接近現代的主張。德國哲學家阿圖爾・叔本華（Arthur Schopenhauer, 1788-1860）在自己的小論文《論自殺》中讚美休謨的自殺論對主張自殺為大罪的基督教教義「反駁得最為徹底」。休謨的自殺論是啟蒙主義時代正當化自殺的言論巔峰，同時也包含了現代對於「不值得活下去的生命」的爭議論點。

二　達爾文到納粹——優生學崛起、國家介入

出現優生學

十九世紀後期開始，公然主張安樂死成了正當行為，為絕症患者請命，要求得以縮短其性命。此時出現了新的爭議並延續至今。因應無法痊癒之絕症患者要求，承認得以縮短性命的方法中包括輔助自殺，甚至延伸至以「安樂死」之名殺害精神疾病患者與殘障人士。進入二十世紀，這種主張成為政策的一環，並且實際執行。

這些發展是受到十九世紀後期登場的社會達爾文主義和優生學的影響。「優生學」一詞是達爾文的表弟法蘭西斯・高爾頓（Francis Galton, 1822-1911）於十

九世紀所發明的詞彙，源自希臘文的「善生」。

高爾頓在著作《人類的知性與發展》(Inquiries into Human Faculty and Its Development, 1883)中首次提到「優生學」一詞，並在註釋中提到是以代表高貴的性格來自遺傳、血統良好的希臘文「eugenes」(出身良好、名門、上流階級、心靈高貴)與「eugeneia」(出身良好、心靈高潔、身體強壯)，創造出「代表品種改良科學的簡潔言詞」。

優生學一詞隱含「相較於更不合適的人種與血統，給予更為合適的人種與血統更加良好的機會以迅速占有優勢，藉此改善人類血統的科學」(《以優生學之名》〔In the Name of Eugenics: Genetics and the Uses of Human Heredity〕)。換句話說，是把栽培植物、飼養家畜等育種的觀念套用在人類身上，提升特定人種或國民遺傳基因的思想。

「優生學」一詞在十九世紀後期登場，從十九世紀末期到廿世紀初期席捲全球。然而優生學的思想起源十分古老，早在柏拉圖的著作《理想國》(Republic)中便可發現其蹤影。

優生學與社會達爾文主義息息相關。社會達爾文主義是將達爾文的演化論套用在人類社會，嘗試以弱肉強食、自然淘汰的原理說明社會的進化。概括介紹優生學與社會達爾文主義的思想史並不符合本書的主旨，以下僅關注其中與安樂死、輔助自殺和中止治療相關的言論。

達爾文登場

查爾斯·達爾文（Charles Darwin, 1809-1882）在著作《物種起源》（On the Origin of Species, 1859。中文版為台灣商務出版）中並未提及人類的進化，卻在卷末表示，「我看到了將來更加重要得多的廣闊研究領域……人類的起源及其歷史也將由此得到大量說明」。十二年之後，達爾文自行聚焦於人類的起源與進化。

他提筆寫下《人類原始及類擇》（The Descent of Man, and Selection in Relation to Sex, 1871。中文版為商務出版），內容直截了當探討人類的進化。他表示表弟高爾頓的著作《遺傳的天才》（Hereditary Genius, 1869）是「優秀的著作」，書中經常可見引文。由此可知達爾文也接受優生學。例如他在〈天擇對文明諸民族之影響〉一節中表示是「引用自高爾頓等人的著作」，其想法如下：

野蠻人身體或精神柔弱者不久即遭到除去，其能生存者普通為健康壯盛之人。另一方面，吾儕文明人反之盡竭所能阻止柔弱者遭到除去，為愚癡者、殘廢者及有疾病者建養育院，定立恤貧法律；醫學家盡其技術以拯救每人之生命如其所能延長之時日。種痘法所保存之人以千計，此前因身體虛弱，皆死於天然痘，其理至明。

於是文明社會之柔弱份子，其類亦能繁衍。凡曾經從事於家畜飼養之人，皆知是於人種確有大害。因注意之缺乏或方向錯誤，所引起家畜之退化，其速可驚；人類本身以外，無人愚至允許其最不良之動物仍事繁育者。

此段文章是比較人為淘汰與自然淘汰。人為淘汰一般是用於改善家畜或農作物等品種，挑選素質外表「更為良好」的個體作為下一個世代的親代。

然而「吾儕文明人」卻是由醫師拯救所有人的生命，努力到最後一刻。結果導致身心障礙者或病人等「柔弱者」皆得以「延續生命」，造成人類品質的惡化。達爾文因而擔心文明人「從事的是與改良家畜品種相反的行為」。

主張倫理進化

不過，這番主張並非《人類原始及類擇》的基調。達爾文在本書中亦提及人類有建立於心靈能力的「倫理進化」。從「自然史的立場」可以發現基於社會的本能，出現發揮了同情、道德情感與良心苛責等。換句話說，人類之所以能進化到現代而未遭淘汰，不僅是因為體力與智慧，還包括同情與道德情感等（這些和生物倫理學的基礎——倫理與自然的關係是倫理學的重要主題，本書不加以深入探討）。以下是達爾文對於體力、智慧與同情三者關係的想法。

「人類是世界上最無力又毫無防備的生物之一」。人類赤身裸體，沒有毛髮羽毛可保護肌膚，缺乏用於抵抗外敵的巨大利齒與銳爪。力量薄弱，速度緩慢，又缺乏敏銳嗅覺以發掘食物或發現敵人。充滿弱點卻依然能在肉食動物充斥的世界活下來，演化至今，在於智慧發達與社會性兩項要素。

人類發揮「智慧」，「製作武器或工具」；同時「具備社會性，會對同伴伸出援手，自己也因此獲得幫助」，藉以彌補肉體的不足。達爾文認為「人類因此獲得目前在生物界的至高地位」。

發明製造武器與工具的「智慧」的確是人類的專長。然而，若單純重視高人一等的智慧與強健的身體，聚焦於遺傳來改良人種，很容易淪為優生學的思想。達爾文則非常重視社會性的進化與提升，認為同情是社會性的關鍵，格外矚目。

人類個人的確是毫無防備又手無縛雞之力，卻能藉由發展社會性而提升群體的力量，彌補個人的弱點。達爾文甚至表示「人類從較為弱小的生物為出發點而進化一事，實屬幸運」。這句話代表他認同人類的脆弱性與相互依賴的價值（參考終章）。

達爾文從多種層面探討提升道德，推測道德對於生存的影響不僅有利於個人對個人的生存競爭，也有益於群體對群體的競爭。《人類原始及類擇》中提到〈合群及道德諸能力因為部族淘汰而進化的假說〉，有待現代的演化學研究進一步驗證探討。

> 道德之高尚標準在個人及其子孫對於同部族之他人雖獲益甚微，或竟無所益。惟賦性優良之人數加多，道德之標準進步，實為一部族對其他部族之莫大利益……
>
> 一部族所含有之許多份子，具有甚高程度之愛國精神、忠實服從、勇敢及同情，則彼此常互相扶助，且犧牲自己以為公眾利益，對於多數部族將為優勝者；是即天擇。全世界不拘何時，一部族常為其他部族所取代；道德為其成功的要素之一，全世界的道德標準與賦性優良之人數，自傾向於升高與增多。

達爾文提出道德水準也會促進自然淘汰，並非僅限於智慧與體力。以下是他並未全面贊成優生學的理由：

吾儕認為對弱者應與之扶助，大要為同情本性之附帶結果，是其最初獲得，乃合群諸本性之一部分，惟其後乃益溫厚而推及更遠，前既述之。即為強盛理性所迫，使吾儕之同情被制止，吾儕天性最高貴之部分亦不能不受侵害。

達爾文發覺對弱者伸出援手的義務感，是由於同情的本能擴張到超越自己所屬的群體，進而演化的結果。他同時預想抑制同情的本能，淘汰排除弱者會導致人類「天性最高貴之部分受到侵害」。由此可知，他視同情為人類最重要的資質。

達爾文雖然表示「弱者生存繁衍明顯帶來不良的影響」，卻也認為協助弱者的義務感是出自人類「天性最高貴之部分」，流露出矛盾的心情。

當時英國社會瀰漫歧視的風潮，達爾文也無法置身事外。儘管他明確希望

「弱者不應生存繁衍」，卻也表示這僅是希望而非期待，更不用說不該強制執行了。

儘管達爾文本身並未提倡優生學，但他的「適者生存」與「物競天擇」說都成為社會達爾文主義有利的根據這點無庸置疑。

恩斯特．海克爾

德國醫師與比較解剖學家恩斯特．海克爾（Ernst Heinrich, 1834-1919）跨越達爾文的矛盾態度，將物競天擇說用於建立優生學。他在廿六歲時讀了達爾文的著作《物種起源》，大受震撼，誓言要以演化論刷新生物學；同時主張獨特的哲學觀「一元論」，以建立「生態學」而為人所知。

達爾文比較自然淘汰（天擇）與人為淘汰（人擇），海克爾則更進一步，主張應當以人擇淘汰排除弱者，改良人種。

他在著作《自然創造史》（Natürliche Schöpfungsgeschichte, 1868）中將「所謂的世界史」稱為「諸民族史」，指出這並非單純的「自然淘汰」（天擇），而是人類執行「人為淘汰」（人擇）帶來比自然淘汰多上好幾倍的影響。最極端的例子是古代的斯巴達：

古代的斯巴達人展示了大規模的人為淘汰（人擇）所帶來的卓越成效。他們根據特殊的規定，嬰兒一呱呱墜地便仔細檢查篩選。身體虛弱或有所缺陷的嬰兒全部不留活口，只有身強體壯的嬰兒得以存活和傳宗接代。斯巴達的人種不僅因此常保卓越的身體能力與智慧，還能隨著世代而逐漸進化。

斯巴達人得以擁有難得一見的男性強大力量和勇猛的戰士美德，多半歸功於人為淘汰（人擇），也因而成為古代史上傑出的民族。

他認為斯巴達人靠著篩選淘汰下一代而成為傑出的民族。《自然創造史》的出版時間比《物種起源》晚了九年，卻比《人類原始及類擇》再早三年。以演化論者根據達爾文的演化論探討優生學而言，海克爾算是相當早了。他甚至進一步在著作《生命的不可思議》（Die Lebenswunder, 1904）提及精神疾病與絕症患者的安樂死問題：

尤其是神經衰弱與其他精神疾病每年都造成許多病人犧牲。精神病院年年增加擴建，督促文明人逃離慢性病、接受治療的療養所四處林立。這些慢性病缺乏治癒的希望，多數的病人僅能承受難以言喻的痛苦，等待終有一天來臨的死亡。這些可憐的人都希望獲得救濟，結束充滿痛苦的人生。身為有同情心的人類於是面臨實現他們的願望，利用無痛的死亡縮短他們的苦惱是否恰當的重要問題。

該書出版之際，社會已經出現公然提倡應該將罹患無法痊癒的精神疾病和絕症患者予以「安樂死」的書籍，探討安樂死孰是孰非一點也不稀奇。海克爾特別值得矚目的是他身為一元論者，以哲學理論正當化安樂死的一貫論點。他嘗試提出從擁護自殺到絕症患者應當接受安樂死的根據。

主張自殺是「自我救濟」

海克爾認為，授精學發展了三十年，生命已經不再是上帝的恩惠，而是父母的性慾與進行繁衍行為的結果。他因而主張，倘若個人無法獲得任何幸福，反而僅能受疾病、苦惱與悲傷折磨，「擁有自願選擇死亡結束痛苦的權利」。

這番主張等於公然反對認定「生命是上帝的恩典」的基督教信仰，而從唯物論的一元論、無神論立場擁護自殺。海克爾和前文提及的休謨立場相同。他認為，自主決定自殺是「自我救濟」，進而論述安樂死之所以正當的理由。

由於工業革命推動工業化，造成社會壓力高漲，精神疾病患者也隨之增加。他對於這種傾向感動憂心忡忡，指出當前社會出現「神經衰弱等精神疾病」等文明病，部分病人無法痊癒，只能在無以言喻的痛苦中等待終有一天降臨的死亡，於是進一步提出安樂死的問題：

> 這些悲慘貧困的病人當中，許多人都冀望擺脫疾病的折磨，結束充滿痛苦的人生。此時腦中浮現另一個重要的問題：身為有同情心的人類想要

實現他們的願望，難道以無痛的死亡縮短他們的苦惱，不算是正當行為嗎？

他同時主張對同胞執行安樂死是權利也是義務：

> 倘若同胞罹患嚴重的疾病，缺乏復原的希望，無法忍耐這樣的人生，當他們提出「讓我解脫」的要求時，我們具有終結同胞痛苦的權利，這同時也是義務。

他甚至具體提出如何決定安樂死的對象：

> 倘若最後決定對於毫無痊癒希望的人注射嗎啡，使其解脫，該能省下多少痛苦與損失呢？

當然，這種根據同情與理性所執行的行為不能憑藉醫師個人的喜好與心情，必須遵從值得信賴、有良心的醫師組成的委員會所做出的決定。

由醫師組成的委員會決定「安樂死」的提議，之後成為納粹執行身心障礙者安樂死計畫時實際採用的方式。

海克爾身為演化論生物學家，是公開主張對於絕症患者可以執行安樂死的先驅。

湯瑪斯・亨利・赫胥黎

湯瑪斯・亨利・赫胥黎（Thomas Henry Huxley, 1825-1895）是英國的生物學家，以擁護達爾文的演化論聞名，甚至遭人取了「達爾文的看門狗（鬥牛犬）」的渾號。

赫胥黎在標題名稱為「演化論與倫理的關係」（Evolution & ethics）的演講（一八九三）與同名著作（一八九四）的主張洞察先機，彷彿預言了日後基於優生學的屠殺政策和身心障礙者安樂死行動。

赫胥黎以「宇宙過程」和「園藝過程」的對比譬喻自然與人為。宇宙過程是基於生存鬥爭的競爭原理運作，相較之下，人類的文明世界是名為宇宙的大自然當中的庭園。園藝師藉由持續細心照顧庭園，排除生存鬥爭。人類社會在園藝技術的管理之下，朝著園藝師的理想邁進。

赫胥黎以「建造庭園的類比」說明建設殖民地。當人口到達極限，不得不處理過剩的人口時會發生安樂死的問題。以下是他的說明：

> 統治者和園藝師一樣，面對重大的困境，以組織性的方式滅絕或排除過剩人口。如同園藝師拔除有所缺陷與多餘的植物，又或是農家屠殺不需要的家畜，統治者排除絕望的病人、衰弱的老人、身心虛弱者、殘障人士和過多的嬰幼兒。為了創造符合統治者目的的下一代，唯有慎重挑選另一半、健康強壯的人才能獲准繁衍。

赫胥黎基於三個理由，嚴厲批判上述的優生學政策。

首先，執行優生學政策必須是殘忍到極點的獨裁政府，第二，篩選時並無法辨別何者有益。以下是他的說明：

> 眼前是幾百名不到十四歲的少年少女，實在不認為能夠從中篩選誰將來是國家的棟樑，誰又是懶惰愚笨，必定有害於社會，應以氯仿[6]屠殺。辨別市民究竟孰善孰惡，較之篩選幼犬與牛隻要困難得多。

他批判優生學政策的第三個理由是，若依照統治者專斷獨行的理想打造社會，可能破壞人類社會的優點——人類相互依賴合作。這一點和達爾文擔心人類「天性最高貴之部分受到侵害」一樣。

針對伴隨社會達爾文主義登場的優生學與相關政策，赫胥黎提出洞燭先機的批判，彷彿預見二十世紀初期執行優生學政策的時代。（內井惣七《演化論與

---

6 編註：三氯甲烷（chloroform），含致癌物質，曾作為麻醉劑被廣泛使用。

倫理》）

弗里德里希・威廉・尼采

弗里德里希・威廉・尼采（Friedrich Wilhelm Nietzsche, 1844-1900）是知名的德國哲學家，他在著作《查拉圖斯特拉如是說》（Also Sprach Zarathustra, Ein Buch für Alle und Keinen, 1883-1885。中文版有志文、五南與大家出版等版本，譯文參考五南版）的〈自願死亡〉中提到，對照「死得太晚」的是「死得太早」，最好的是「死得其時」。「死得太晚」是指承受疾病所帶來的痛苦而緩緩邁向死亡的死法，也就是現代的「自然死」。他認為這種死法十分悲慘，期待來一場「大風雨」一改局勢。

> 像這樣長久懸掛在枝頭上苟且偷生的人太多了，真希望能來場大風雨，將樹上已為蟲蝕或腐爛的一切搖落。
>
> 真希望來一些叫人速死的說教者！他們將是搖撼生命之樹最適當不過

的大風雨。然而我聽見的都是要死得晚，要求所謂「地上的生物」忍耐的人的聲音。

他以大風雨把枝頭上腐爛或蟲蛀的果實吹落得一乾二淨作為比喻，形容絕症患者等人遭到掃蕩而消失。

查拉圖斯特期待來襲的「大風雨」是「叫人速死的說教者」。這和認為生命是上帝的恩典，生殺之權掌握在上帝手裡，視自殺為大罪的基督教信仰正面對決。尼采認為，明明已經開始腐爛卻還「懸掛在枝頭苟且偷生」的人「太多了」（人口過剩），應該以類似大風雨的方式掃蕩得一乾二淨。

至於時機恰到好處的「死得其時」則包括自殺與安樂死。「叫人速死的說教者」源自前一年出版的《快樂的科學》（Die fröhliche Wissenschaft, 1882）的〈神聖的殘酷〉一節，裡面出現勸人殺害嬰兒的聖人。一八八八年出版的《偶像的黃昏：或怎樣用錘子從事哲學》（Also Sprach Zarathustra, Ein Buch für Alle und Götzen-Dämmerung, oder Wie man mit dem Hammer philosophiert）的〈醫師的道德〉一節中關於「死得其時」的想法更為激烈。倘若認為章節標題〈醫師的道德〉可直接按照字面解釋，此節亦可視為尼采的醫療倫理觀。

病人是社會的一個寄生蟲。在一種特定情況下，再繼續活下去是不高尚的。在喪失了生命的意義和生命的權利之後，卑劣地靠醫生和醫術苟延殘喘，應當在社會上遭到深深的鄙視。而醫生應當是這種鄙視（病人）的代理人。

因為罹病而逐漸虛弱，「不能活得有尊嚴時，應當死得有尊嚴。自願選擇死亡，開朗快樂地在孩童與見證人之間死得其時」。讓病人死得美麗則是醫師「新的責任」。

尼采在這裡反轉了「自然死」的定義：「人類不會因為自己以外的其他人而滅絕」，無法自行決定的「自然死」是「在最為人輕蔑的條件下的死、不自由的死、死不得其時（不能在當死之時自行選擇死亡）、膽小鬼的死」，認為這才是

「不自然死」。

> 我們不能親手阻止出生：但我們可以彌補這個過錯——因為有時出生就是一個過錯。當一個人廢除了自己的時候，他就做出世上最值得尊敬的事情：他差不多沒有白活。

生命的誕生源自男女的「過錯」。即便不是「過錯」，人類是由母親單方面生下，也就是無法自行決定出生。最後藉由自行放棄生命（自殺）「做出世上最值得尊敬的事情」，「沒有白活」。

由此可知，尼采反而把「自然死」視為「不自然死」，建議眾人自殺，透過自行決定死亡來表明自己「沒有白活」。

尼采的思想日後遭到納粹利用。原本他的哲學和納粹毫無關係，卻扭曲為具有國家主義色彩的「權力意志」而普及。尼采的妹妹伊莉莎白（Elisabeth Förster-Nietzsche）認為國家主義色彩的尼采形象有利用價值，於是主張尼采支持國家社會主義，主動迎合納粹政權。

伊莉莎白於一八九四年把尼采晚年和她、母親一起居住的住宅改建為尼采資料館，一八九七年時由瑙姆堡遷移至威瑪。遷移至威瑪後，希特勒（Adolf Hitler）屢屢造訪，並提供大筆金援。

尼采即便出生於納粹時代也一定不會支持納粹。然而他激烈的言論之於納粹卻有利用價值。

即使他本人並未明確要求不值得活的生命必須遭到消滅，但是他對於弱者與社會的反人文主義發言和海克爾與後文提及的第爾、德國「人種衛生學家」（阿爾弗雷德．普羅茲〔Alfred Ploetz〕等人）成為納粹日後執行「身心障礙者安樂死行動」的基礎。

亞歷山大．第爾

《達爾文與尼采》（Darwin und Nietzsche [Ein Buch Entwicklungsethik]）一書於一八九五年出版，在前文提及的赫胥黎著作《演化論與倫理的關係》出版後的第二年。作者是亞歷山大・第爾（Alexander Tille, 1866-1912），在日本默默無名。

第爾出生於信仰新教的德國家庭，在萊比錫大學（Leipzig University）學習德英兩國的文獻學與哲學，於一八九〇年取得博士學位，前往英國格拉斯哥大學（The University of Glasgow）擔任德國文學講師。他在格拉斯哥大學任教時，針對激進的社會達爾文主義寫了兩本書，第一本是匿名為「一名社會達爾文主義者」出版的《國民貢獻》（Volksdienst. Von einem Sozialaristokraten, 1893），第二本是公開本名的《達爾文與尼采》。

他熟悉德英兩國文獻，又曾在英國的大學擔任講師，因此能結合兩國各自發展的演化論與優生學論述進行探討。《達爾文與尼采》似乎也是在格拉斯哥時完成的著作。他並非以中立的態度參考德英兩國在演化論與優生學的相互影響，而是立場明顯偏向優生學，強烈攻擊人文主義的倫理，主張應當替換為「演化論倫理學」。

> 所有人都是上帝的子民，上帝之前人人平等的基督教教義，最終發展

為人文主義與社會主義。這種認為人人皆有生存權、生存價值皆相同的理想打從根本影響十八世紀與十九世紀的行動。〔然而〕這種理想並不符合演化論。演化論必須和這種理想切斷關係……

建立於演化論上的倫理學……演化的倫理學、發展的倫理學是最優秀的倫理學。

他把攻擊的炮火瞄準「上帝之前，人人平等」的「基督教人文主義」與根據教義發展的民主主義與社會主義。

接下來探討他對達爾文與赫胥黎思想立場的看法。他首先批評達爾文對於優生學的矛盾態度是「不上不下」。

達爾文本身提出的演化論很清楚會對世界觀的理論與倫理兩面帶來一百八十度的改變……他在《物種起源》（一八九五）中完全避談這件事，等到《人類原始及類擇》（一八七一）時這個論點更加清晰。然而在這本激進的書

> 為人文主義與社會主義。這種認為人人皆有生存權、生存價值皆相同的理想打從根本影響十八世紀與十九世紀的行動。〔然而〕這種理想並不符合演化論。演化論必須和這種理想切斷關係……
>
> 建立於演化論上的倫理學……演化的倫理學、發展的倫理學是最優秀的倫理學。

他把攻擊的炮火瞄準「上帝之前，人人平等」的「基督教人文主義」與根據教義發展的民主主義與社會主義。

接下來探討他對達爾文與赫胥黎思想立場的看法。他首先批評達爾文對於優生學的矛盾態度是「不上不下」。

> 達爾文本身提出的演化論很清楚會對世界觀的理論與倫理兩面帶來一百八十度的改變……他在《物種起源》（一八九五）中完全避談這件事，等到《人類原始及類擇》（一八七一）時這個論點更加清晰。然而在這本激進的書

二年。作者是亞歷山大・第爾（Alexander Tille, 1866-1912），在日本默默無名。

第爾出生於信仰新教的德國家庭，在萊比錫大學（Leipzig University）學習德英兩國的文獻學與哲學，於一八九〇年取得博士學位，前往英國格拉斯哥大學（The University of Glasgow）擔任德國文學講師。他在格拉斯哥大學任教時，針對激進的社會達爾文主義寫了兩本書，第一本是匿名為「一名社會達爾文主義者」出版的《國民貢獻》（Volksdienst. Von einem Sozialaristokraten, 1893），第二本是公開本名的《達爾文與尼采》。

他熟悉德英兩國文獻，又曾在英國的大學擔任講師，因此能結合兩國各自發展的演化論與優生學論述進行探討。《達爾文與尼采》似乎也是在格拉斯哥時完成的著作。他並非以中立的態度參考德英兩國在演化論與優生學的相互影響，而是立場明顯偏向優生學，強烈攻擊人文主義的倫理，主張應當替換為「演化論倫理學」。

所有人都是上帝的子民，上帝之前人人平等的基督教教義，最終發展者提供基本照護與社會福利，將世界悲慘的程度提升到最大極限……在大自然中，所有得病與虛弱的生物都因為滅絕而無法繁衍子孫，愛人如己的道德觀念卻保障悲慘的族群得以傳宗接代，讓世上的不幸隨著世代累積。

這段文字是批評拯救病人的醫學與社會福利政策只是讓社會變得更加不幸，他還進一步提出具體的社會政策：

就我所知，還沒有任何一個認真的正常人提出直接消滅弱者、不幸者與多餘者的建議。既然如此，是否可能執行間接的消滅呢？許多如同風中殘燭的生命依靠社會福利與醫療苟延殘喘。這群人死亡的權利遭到社會剝奪，而社會是否能要求他們負起不得結婚的義務或至少擁有拒絕他們合法結婚的權利呢？

然而現代醫療造成全世界的疾病以及慘狀不斷擴大。這都要歸咎於科學以及科學家支持病患及弱者繁衍後代。也可說是整個社會的無良所造成中，他依舊沒有說出最終的那句話。

所謂「最終的那句話」是指將物競天擇說套用於現代社會，而非過去的人類史，藉以提升人類的精神層面。第爾對於達爾文不說出這番話感到不耐煩。

下一個批判的對象是赫胥黎。他認為赫胥黎將進化生物學所發現的科學事實與時代、政治、社會革新串聯在一起，卻因為以人文主義與愛人如己的道德觀念為依據，並未把物競天擇的法則用在社會倫理學上。

他如是批判赫胥黎：赫胥黎認為「倫理的本質是對抗自然法則」，所以停留在「人文主義的民主主義式愛人如己的道德觀念」。乍看之下把演化論套用在倫理學上，其實「不過是把傳統道德觀念以自然科學的方式改寫」。

他更進一步以醫療與照護說明傳統的人文主義式愛人如己的道德所帶來的影響：

> 醫療持續造成大量患病的人類……愛人如己的道德觀念對於病人與弱

的。

悲憫之心導致病人與弱者增加，變得更為不幸。他建議應當把消滅這群人、提升人類水準列為政策目標。

如同前文所述，赫胥黎具有先見之明，是批判優生學的先驅。第爾並未忽略赫胥黎的見解，特別傾力於批判他。第爾認為，僅保障有能力的人生存繁衍，自然只有同一種人會持續增加。

阿道夫・約斯特

一八九五年出版了另一本引人矚目的書籍《要求死亡的權利》（Das Recht auf den Tod），作者是奧地利心理學家阿道夫・約斯特（Adolf Jost, 1874-1908）。

約斯特出生於奧地利格拉茨，進入德國的哥廷根大學（University of Göttingen）攻讀哲學、數學、物理，研究記憶心理學。畢業後前往柏林從事記者工作。他在柏林出現妄想的症狀，住進精神病院。醫師診斷為不治之症後，他回到家鄉，最後在位於西普魯士若雷的精神病院英年早逝，享年三十四歲。解剖的結果顯示，直接死因為腦膜炎。

《要求死亡的權利》是他在二十或二十一歲，仍在學校就讀時出版的作品，鮮為人知。書中提及十九世紀末期所有相關的論點，例如休謨的自殺論、尼采的哲學，甚至包括功利主義。

此書是提出消滅「不值得活的生命」的第一人，可說是利用啟蒙時代的自殺正當論為非自願安樂死（強制死亡、殺害）找到正當理由的起點。後文提及的賓丁（Karl Binding）與霍賀（Alfred Hoche）合著的《對於無生存價值生命滅絕的開放——其範圍與方式》（Die Freigabe der Vernichtung Lebensunwerten Lebens, 1920）的核心思想也是引用本書。引導執行身心障礙者安樂死行動（參考二〇二頁以下的說明）的思想，同樣也首度出現於《要求死亡的權利》。

此書首先以休謨的〈論自殺〉為前提，認為休謨在十八世紀提出允許絕症患者自殺的主張後，不僅並未出現任何進展，甚至還開倒車。為了讓此類主張向前邁進，他以絕症患者擁有「要求死亡的權利」為論點根據，尋找殺害病人的正當理由。「生命價值」論則以功利主義作為基礎。

他當初似乎是因為看到精神病院「悲慘」的光景而大受打擊，於是寫下此書，透過此書提問：「住在精神病院的病人難道沒有權利要求死亡嗎？難道社會沒有義務，以儘可能無痛的方式讓他們死亡嗎？」

他的問題不是個人是否擁有死亡自決權的一般原則，而是個人的死對於社會是否有價值。換句話說，他透過個人與社會兩個觀點提出新的問題。這個問題之後由於賓丁與霍賀引用，對於日後的議論影響甚鉅。

經濟計量生命價值

約斯特從功利主義角度出發，認定有無價值的標準是感受。遠離痛苦、帶來快樂便是有價值。生命價值具備兩個面向：（一）對於當事人的價值（快樂與痛苦的總數）；（二）對於同胞所呈現的效用與弊害的總數。什麼樣的情況會出現（一）跟（二）都是負的呢？換句話說，什麼樣的情況會使當事人與其同胞都覺得不值得活下去呢？

絕症患者首先是浪費過多物質與金錢（營養、食物、藥物、照護人員的勞力），精神也多所損耗。尤其是精神障礙者會導致周遭的人情緒低落，對社會造成不良的影響。他甚至表示精神障礙者毫無用處，痛苦指數達到最高點。「以數字統計，生命價值的確可能出現負數，這是無庸置疑的事實」，所以可藉由「社會性利己主義」否定絕症患者的「生命價值」。

對於沒有康復的希望，苦苦掙扎的人，他期盼以死亡救濟他們。然而，醫學教授即便面對病入膏肓的患者依舊不願意結束其生命。他主張教授的這種想法乍看之下正當，「其實非常脆弱」，其理由如下。

多數的病人都會死去，僅有少數人能痊癒。一邊是許多絕症患者必須忍受無謂的痛苦直到死亡，同時帶給他人辛勞與危險；另一邊是少數痊癒的患者生命。

假設一千名病人當中僅有一人痊癒，其餘的九九九個人久病掙扎後死去。那麼該優先考量痊癒的一個人，還是在痛苦中掙扎死去的九九九個人呢？從「以自我為中心的社會」角度思考，問題在於這九九九個人消耗了什麼，又造成哪些危害，以及唯一痊癒的人又生產了什麼？計算絕症患者截至臨終消耗的糧食與照護等費用、對周遭傳播疾病所造成的「身體感染」，以及導致身邊的人情緒低落的「精神感染」所造成的損失，再乘以九九九九人份，便是這九九九九個人為社會所帶來的整體影響。

另一方面，奇蹟般康復的唯一一人在倖存之後，又能為社會帶來多少利益呢？比較久病的九九九九個人所造成的損失和唯一的倖存者所帶來的利益，結論便很明顯了。約斯特估計，治癒機率更低的疾病，損失與利益更是天壤之別，更是需要基於承認「要求死亡的權利」來加以改革。

這種站在社會利益的角度，露骨計算得失的作法，正如同現代日本對於醫療費增加造成財政負擔與醫療改革的爭論。

由國家允許殺害

對於命令人無條件維護生命的「生命神聖性」，約斯特以國家和病人的利害一致為由，極言反對。癌症等疾病的患者掌握自己的生殺大權；罹患精神方面絕症的患者因為自我與國家的利害應當一致，故生殺大權應交由國家掌管。他不僅擅自認定國家與個人的利害一致，還主張國家有殺害精神障礙者的權利。這是比下一節詳述的賓丁與霍賀合著的《對於無生存價值生命滅絕的開放─其範圍與方式》更為露骨的提案。

他在書中更討論具體實踐「要求死亡的權利」可能面臨的問題。絕症或精神疾病患者即便想以「自殺」的形式實踐「要求死亡的權利」，也可能因為病情過於嚴重而無法自行自殺。「要求死亡的權利」必須更進一步，否則這番改革思想會流於空談。

「面對這種情況，社會與國家唯有明白承認其要求死亡的權利才是救贖」，所以「改革必須給予我們合法殺害絕症的可能性」。醫師對病人注射致死藥物，快速剝奪其生命的行為有時必須視狀況允許。他的目標是藉由這種大膽的方法「提升人類倫理」，並在卷末表示身為改革者的熱情：

人終有一死是我們無法撼動的事實，決定如何死卻是我們能力所及。

改革死法是我們的義務。讓死亡彷彿沉睡是此類社會改革的課題。讓此事成真正是要求死亡的權利……「要求死亡的權利是健康人生的基礎」。人生難免出現有害健康、造成自己負擔的要素，要求死亡的權利如同人類的排洪道，現在卻遭到不當阻塞。

不僅如此，我們所發起的鬥爭是為了面對不知變通的道德原理以表達人類的意見與同情。當我們的鬥爭勝利之時，代表人類倫理獲得提升，道德與愛人如己進步為一致的狀態。我們因而期待更為美好幸福的將來。

第爾的《達爾文與尼采》和約斯特的《要求死亡的權利》都是一八九五年出版，兩人的思想也都歸於優生學與反人文主義。但第爾是分析思想史，約斯特卻進一步對政策提出建言，以社會利益的觀點主張國家殺害罹患絕症的虛弱病人和精神障礙者乃合法行為。

當時血氣方剛的約斯特是個年僅二十的學生，提出「要求死亡的權利」的口號，自任為道德改革者與人類文明的騎士而出版《要求死亡的權利》。這應該是史上第一本把「要求死亡的權利」直接用於書名的書籍，內容卻包含主張非自願安樂死（抹殺「不值得活的生命」）。這項主張最終成為現實。

賓丁與霍賀

約斯特的著作《要求死亡的權利》出版廿五年後，也就是一九二〇年時，由卡爾・賓丁（1841-1920）與阿爾弗雷德・霍賀（1865-1942）合著的《對於無生存價值生命滅絕的開放——其範圍與方式》出版。此書分為〈第一部：法律部分的闡述〉與〈第二部：醫師方面的意見〉；前者的作者是法學家賓丁，後者的作者是精神科醫師霍賀。他們倆都是德國人。

此書以闡述身心障礙者安樂死行動的基本思想聞名，本節將聚焦於書中關於安樂死的論點。

此書目錄如下：

第一部　法律部分的闡述

第一章　目前自殺的法律性質
第二章　依照規定執行純粹的安樂死無須特別開放
第三章　擴大開放
第四章　殺人罪之不可罰的理由是否擴大至開放殺害他人的理由
第二部　醫師方面的意見

第一部的作者賓丁曾經擔任德意志帝國最高法院長官，是刑法學權威。他無緣見到此書面市，在印刷中途去世。他在人生最後階段提出的是「大多數人都因為害怕而迴避的問題」。

除了（正當防衛等）緊急避難行為，終結生命的行為合法化應限於當事人自殺，或是開放至殺害同胞呢？假設開放，又該擴大至何種程度？

賓丁的疑問意指是否應當在法律層面，將自殺的權利擴大至殺害他人？他在提問時還引用了約斯特的著作，相信應該是受到這名年僅弱冠的學生竟然敢打破非自願安樂死的禁忌所鼓舞吧！

首先，他在第一章即主張雖然基督教會長期以來否定自殺，但人類應當具有「自我終結生命（自殺的自由）」。他站在法律實證主義的立場，探討現行法律（威瑪共和國）對於自殺的解釋，發現自殺既不合法也不非法，而是法律無可禁止的行為。理由是「法律僅能視人類為其生命與身體的主權者」。換句話說，人類是自己生命的主權者。這是休謨主張的思想，持續流傳至第二次世界大戰結束後的今日。

第二章則是說明現行法律允許縮短瀕死患者的生命。在「確定即將死亡的情況之下」，對病情嚴重、飽受痛苦折磨的舌癌患者注射大量的嗎啡，縮短其生命「不過是改變死亡原因，是單純的治療行為」，行為本身沒有任何問題。

在「瀕死的情況」縮短病人生命的行為，賓丁稱之為「純粹的安樂死」。這種情況下的病人多半沒有意識，所以「當事人是否同意並非問題」，「參與和協助自殺並未受到法律限制」。

但是他限制僅在「瀕死的情況」才能容許「純粹的安樂死」，若要終結非末期病人的生命，唯有修法方能開放。

如何對待生命失去價值的人？

賓丁自第三章開始主張開放的範圍應當從自殺、「純粹的安樂死」擴張到「殺害同胞（他人）」。他在第四章開頭提出質疑：

> 是否有些人的生命即使持續下去，對本人與社會都已經失去所有價值？

賓丁在此加上註解表示「約斯特也認為這是正確的提問」，代表這個提問源自約斯特的《要求死亡的權利》。他甚至對約斯特的著作給予高度評價：「對法學有益且充滿作者的理想」。曾經擔任帝國最高法院長官的法學權威竟然滿懷敬意地參考法學門外漢的弱冠學生所寫的著作。

約斯特的書原本默默無名，到了這個時代卻成為爭論的重要依據。

賓丁針對這個提問，分為以下三種情況探討：

（一）無可醫治之疾病或是無可拯救之外傷患者。這些病人意識清楚，了解自己已經無藥可救而強烈想要解脫，同時以某種認可的方式明確表示意願。

（二）無法治癒的智能障礙者（包含先天與後天）

（三）介於兩者之間者，例如原本具備判斷能力的人陷入昏迷狀態等情況。

第一種情況是絕症患者或重傷瀕死的人要求解脫，沒有任何理由可以拒絕修法開放殺害他們。賓丁表示，修法開放殺害這種人是「法律的同情義務」。這種情況相當於「自願安樂死」，目前荷蘭等地合法的安樂死指的就是自願安樂死。

第二種情況是「無法治癒的智能障礙者」，賓丁認為這群人對家屬與社會都是「十分沉重的負擔」，列舉社會成本與浪費國家財政等功利的理由。

賓丁懷著德國在第一次世界大戰後成為戰敗國的心理創傷，看著許多有為的年輕人死在戰場上，身心障礙者卻在安養設施接受完善的照顧，故以粗暴的言詞謾罵後者。他因此表示「應當開放殺害這些人」，「藉由殺害來救濟他們是國家的義務」。希勒特掌權後執行身心障礙者安樂死行動，就是實踐賓丁的這項主張。

第三種情況是原本具備判斷能力的人因為身負重傷而失去意識，或是清醒過來也會陷入難以言喻的悲慘狀態。殺害與否根據個人的情況判斷。失去意識的當事人倘若未曾明白表達同意，必須慎重推測當事人的意願。這種情況相當於現代討論是否中止治療。

本書第二部的作者霍賀以精神科醫師的身分為第一部的〈法律部分的闡述〉做下評論。身為精神科醫師，他最關注的是賓丁列舉的第二種族群：「無法治癒的智能障礙者」，其數量也最為龐大。

霍賀斬釘截鐵地表示「讓這個族群活下去對社會和當事人都毫無價值」。這群人「耗費糧食、衣服、暖氣等巨大的資本，這種毫無生產力可言的目的，剝奪了國家財富」。他期待「有一天時機成熟時」能排除這個族群。

《對於無生存價值生命滅絕的開放——其範圍與方式》自一九二〇年出版以來，醫師與法學家針對因應當事人要求執行安樂死及殺害不值得活的生命，展開激烈的辯論。然而最終並未因此修法。

但是希特勒掌權之後，下令執行身心障礙者安樂死行動（T-4行動）。就連賓丁與霍賀也不見得想到納粹真會這麼做。納粹以超乎兩人想像的激進作法排除身心障礙者。霍賀本身其實反對身心障礙者安樂死行動（《戰爭、納粹、教會》）。

T-4行動與遲來的道歉

T-4行動（Tiergartenstraße 4）是納粹由一九三九年十月到一九四一年八月針對身心障礙者所執行的安樂死（「T-4」意指指揮總部的所在地——柏林的蒂爾加滕街四號）。擔任審查委員的醫療專家判定精神與智能障礙患者「值得活」或

「不值得活」，也就是勸告病人應當自殺，最後由擁有最終決定權的三名高級專家再行評估鑑定。海克爾提議由醫師所組成的委員會決定誰該「安樂死」的點子就此實現。

根據納粹的官方紀錄，七萬數千人因此而死，實際人數據說是廿五萬以上。儘管是祕密行動，但還是因為精神病院掃蕩到幾乎空蕩蕩而被國民發現，受到批判。希特勒於是於一九四一年八月下令停止行動。

然而，下令停止行動後，許多醫師和護理師依舊使用各種方法大量殺害身心障礙者。由於失去指揮總部，故被稱為「失序的安樂死」。這項行動一直持續到一九四五年戰爭結束為止。雖然正確的死亡總數並不明確，推測最多高達四十六萬人（《身心障礙者的安樂死計畫與猶太人大屠殺》）。

T-4行動和「失序的安樂死」是至今提出的優生學、社會達爾文主義和德國人種衛生學發展到極致的結果。

雖然德國予人的印象是第二次世界大戰之後勇於面對猶太人大屠殺等不人道的罪行，但其實德國精神醫學會長期以來始終拒絕面對身心障礙者安樂死行動。二〇一〇年十一月，德國精神醫學心理治療神經學會（German Association for Psychiatry, Psychotherapy and Psychosomatics，DGPPN）於柏林年度大會時，舉辦T-4行動犧牲者的追悼儀式。法蘭克・施耐德（Frank Schneider）會長首次承認精神科醫師過往犯下的罪行，為了戰爭結束後長期隱瞞此事而向犧牲者與家屬道歉。

在這場「太遲來」的道歉致詞尾聲，會長表示「精神科醫師不得陷入評估人類價值」，同時表示這和現代醫學倫理過度急著討論胚胎著床前基因診斷或安樂死等人類究竟有無價值的情況類似（〈納粹時代的精神醫學——回憶與責任〉）。這正是胡斐蘭早在十九世紀初期提出的警告（一九五頁）。

由於「安樂死」用於「殺害身心殘障者」這種最糟糕的形式，導致「安樂死（Euthanasie）」在第二次世界大戰結束後成為禁忌。德國直到今日依舊避免使用安樂死一詞，而以「臨終輔助」（Sterbehilfe）代替。後者是「協助（helfen）邁向死亡」之意。

三　自決權的時代到來——自殺是基本人權嗎？

加護治療技術的發達

加護治療技術從一九五〇到一九六〇年代逐漸發達，人工呼吸器的先驅「鐵肺」其實早在一九二九年便已發明，而施打腎上腺素和心臟按摩等救命救急與加護治療等技術則在一九五〇年代明顯進步。以往原本會喪失性命的病人因為新技術而救回一命。這是新的福音，卻也產生了新的倫理問題。

病人雖然救回一命，腦部卻留下嚴重損傷，不可能復原。即使活了下來，低落的生活品質亦成為倫理問題。因而衍生出加護治療是否應中止治療的爭議。即使是以尊重生命為基本原則的基督教界，教宗庇護十二世（在位期間為一九三九至一九五八年）亦曾經表示，根據情況可在心臟停止時直接取下人工呼吸器（《安樂死與宗教——天主教倫理的現狀》）。

不僅是中止維生設備，還出現了要求安樂死與輔助自殺合法的運動。英國與美國早在一九三〇年代即設立安樂死協會，開始推對要求安樂死合法的運動。歐洲地區則是一九七三年在荷蘭發生的波斯特瑪事件而成為立法允許安樂死與輔助自殺的契機之一。該起事件的詳情與之後的發展請見第一章。

即使是對於安樂死有心理陰影的鄰國德國，此時大眾媒體也開始介紹安樂死，討論安樂死不再是禁忌。

安樂死肯定論以死亡自決權為根據

納粹所執行的身心障礙者安樂死行動是無視當事人意願的非自願或反自願安樂死，根本是殺人行為。

相對於納粹的行為，第二次世界大戰之後要求安樂死合法的運動批判非／反自願安樂死，同時以自主選擇死亡的正當性為根據，主張安樂死自決權。這是該運動持續至今日的論調。以下介紹明確主張安樂死自決權的日本法學家福田雅章（刑法學、刑事政策）的論點。

福田認為，過往基於人道論的傳統正當化安樂死論在本質上發生變化，成為現代的安樂死論。傳統的正當化安樂死論的本質是對於生命所剩無幾還必須承受劇烈痛苦的傷病病人，希望至少能消弭疼痛的「人類的同情心」。

相較於此，站在「現在處於優勢的個人主義倫理立場」，確定將來無法自主獨立生活時，「應當容許死亡的自由」。福田認為以此為出發點所主張的積極安樂死，「與其說是擺脫肉體劇烈的痛苦，不如說是根據逐漸邁向死亡的當事人自決權的『生』之選擇。這是傳統安樂死論從本質發生變化」（〈論屬於權利的安樂死〉）。

他認為安樂死正當化的依據不在於追求不得不為的阻卻違法理由，而是「處分自己生命的權利（也就是所謂的「死亡權利」）」，「讓安樂死和行使自殺權一樣正當」。因此批判用於懲處幫助自殺或受囑託殺人的日本《刑法》第二〇二條是國家主導的父權主義，也就是站在保護控制的立場干涉弱勢。國家反而成為「為了保護個人自身利益必須排除干涉，保障當事人根據自己的選擇，決定如何持續生存（屬於生存反射的死亡）的自由」。

他認為「屬於人權的死亡權利」是「邁向死亡者對生命的品質與處分行使自決權」，贊成在特定的狀況下行使權利。日本追求自決權的法源根據為憲法的

「個人尊嚴」，其思想根據源自約翰．史都華．彌爾(John Stuart Mill)的自由論。

> 自決權(自主權)是憲法最高價值之個人尊嚴的中心。擁有自決權正是人之所以為人的理由。自決權之所以重要的另一個理由不僅是保障良好的選擇，而是按照自己的心意選擇。即使在他人眼中是愚蠢的決定，以對當事人好為由阻止對方的決定是否定其獨立主體的地位。
>
> 〈關於安樂死的兩個論點——安樂死是禁忌嗎？〉

即使依照自己的心意而選擇的結果「在他人眼中是愚蠢的決定」，仍舊必須給予尊重。這是因襲彌爾的「愚行權」(日本倫理學家加藤尚武教授如是命名)。

他同時引用羅納德．德沃金的言論，主張「具備成熟判斷能力的人類依照自己的心意體驗人生，同時得以解釋乃身而為人的特權」，「國家的任務是將自主生存的權利普及到每一個人身上，同時保障其權利平等」。這是國家為了保障個人權利而存在的自由意志主義(libertarianism)。這種立場連日本《刑法》第二〇二條規定的自殺幫助和受囑託殺人的可罰之違法性都一併排除。

福田的主張在思想史上師承休謨的自殺論，同時根據彌爾的愚行權和德沃金的自決權而強化。

二〇一五年，加拿大的最高法院宣判《刑法》全面禁止自殺幫助和受囑託殺人違憲，可說實際承認了福田的主張。加拿大聯邦議會依照最高法院的宣判結果修正刑法，使得安樂死合法化（二〇一六年，九十六頁）。英屬哥倫比亞大學（The University of British Columbia）教授松井茂記詳細介紹此一過程，並將加拿大最高法院的判決套用在日本《憲法》上，表示日本可以做出相同的解釋：

> 生命是基本人權，其中包括身體的自由。身體的自由包括罹患疾病時決定是否接受治療和接受何種治療的自由。拒絕輸血和治療的權利也屬於身體自由。
>
> 選擇死亡的權力是否屬於受憲法保障的基本人權呢？《憲法》第十三條保障的生命權利也可說是行使完全相反的終極選擇——選擇死亡的權利和

死亡的權利。咸認由當事人自由決定私領域事項的自主決定權屬於追求幸福的權利，自主決定權中包含處置生命與身體的決定權。

倘若承認拒絕輸血與治療是自決權，選擇死亡的自由或許也屬於治療自決權。自由決定何時死、如何死的權利（選擇死亡的權利）或許亦可謂包含於《憲法》第十三條保護的生命、自由與追求幸福的權利當中。

節錄自〈屬於自決權的安樂死〉

倘若日本發生提出《刑法》禁止幫助自殺和受囑託殺人違憲的訴訟，過程會和加拿大一樣嗎？無論如何，福田與松井根據自決權正當化安樂死的言論正是現代安樂死論的基調。

擔心「滑坡現象」沒有極限

立法允許安樂死的各個國家與歐洲各地的安樂死反對派表示，安樂死合法化可能會重蹈納粹時代的覆轍。原本是當事人自願要求安樂死，之後卻擴展成強制他人接受非自願安樂死。這種情況會將「死亡的權利」變成「死亡的義務」。

這種所謂「滑坡現象」的批判是推動合法派最擔心的反對言論。因而成為評鑑《安樂死法》運用情況與贊成派最重視的評價重點之一。

例如荷蘭健康研究與發展組織的調查委員安格妮絲・范・德・海德（Agnes van der Heide，鹿特丹大學醫學中心教授）前來日本演講（二〇一二年三月，早稻田大學）時以歐洲各國的調查結果為依據，表示接受安樂死的人以高學歷者居多，而非弱勢族群，藉此強調並未發生「滑坡現象」。

然而如同前文所述，自願與非自願安樂死在安樂死思想史中，尤其是十九世紀末期到二十世紀初期始終錯綜交雜。

一方面「要是這麼痛苦，還不如早點死掉」而自殺，另一方面是看到身邊的人要求「讓我解脫吧」，因為不忍心看到對方受苦而出於同情給予協助。兩者的心情相去無幾。當看到他人受苦的人覺得對方似乎很痛苦，儘管對方並未表示想死的意願，也可能會覺得這種人生不值得活下去，要是自己就會自殺，對方應該也想自殺吧！因為這種心情而踏出錯誤的一步也並不奇怪。

荷蘭制定《安樂死法》之際，明顯為了避免發生這種「踏出錯誤的一步」的情形而費盡心思。為此立定嚴謹的審查手續並嚴格施行法律的行為獲得了肯定。

儘管如此，二〇一六年四月依舊發生第一章所提及的女性醫師要求病人家屬強押罹患失智症的女性施打致死藥物的事件。該名失智症患者要求醫師執行安樂死，醫師想必是相信病人在此情況下只會覺得痛苦，出於同情而動手的吧？這是因為，執行安樂死的醫師確認病人的確承受難以忍受的痛苦也是荷蘭制定的安樂死「法定要件」之一。

自願和非自願安樂死的界線模糊，必須藉由嚴格的規範和付出心血才能嚴格區分，正確運用。各類關於安樂死的思想學說就是最好的證明。

終章

何謂健康？何謂人類？

——現代社會需要新定義

第一章提到包德威・沙博指出目前荷蘭允許安樂死的要件「醫師確定病人的疼痛永恆持續且難以忍受」和「醫師與病人確定沒有其他合理的解決方法可改善病人的症狀」兩者逐漸曖昧模糊，是以「醫師確定病人要求終止生命或輔助自殺是深思熟慮後的自願結果」成為唯一的決定關鍵。

第四章探討處理失智症患者的預立醫囑時所面臨的難題，思考究竟該怎麼做才稱得上是尊重失智症患者的意願。

第五章結尾分析現代社會正當化安樂死，追根究柢在於身體處分權（自決權）。獨立自主是現代安樂死論的核心理念。

終章則將重新審視獨立自主與依賴的關係，其次是從安樂死的要件包含難以忍受的痛苦一事來考察疾病所帶來的困境，重新思考何謂相對於罹病的「健康」。

一　「獨立自主」的模式極限——面臨歧路的生物倫理學

自立自主的理想

美國生物倫理學家恩格爾哈特（H. Tristram Engelhardt, Jr., 1941-2018）在著作《生物倫理學基礎》（*The Foundations of Bioethics*）中提到唯有「具備自律能力的成年人」，自律決定才會獲得尊重；「尊重缺乏理性的胎兒、幼兒、重度智能障礙之成年人的自律決定沒有意義」，「唯有能行道德行為者方能獲得道德權利的保障」。長期以來，許多生物倫理學都是以此立場為前提，預設具備判斷能力的成年人為基本主體而建構學說。

美國國內其實早就出現批判此一傾向的學說，例如醫療社會學家芮妮・福克斯（Renée Claire Fox, 1928-）認為，美國生物倫理學的四大基本原則（尊重自主、不傷害、行善、正義）過度強調美式個人主義的權利主張，尊重自主原則的重要性遠遠超過其他三項原則。

換句話說，個人的自主決定權優先於一切，輕視或無視於社會與文化脈絡，缺乏病人家屬、醫護人員與病人之間的關係等人際關係中的醫療觀點。福克斯批判的根源在於個人自主是建立於關係性上的人類觀。

美國女性主義法學家與家族法學家瑪莎・艾伯森・費曼（Martha Albertson Fineman, 1943-）（埃默里大學〔Emory University〕）在其著作《自主神話——依賴理論》（The Autonomy Myth: A Theory Of Dependency）中批判美國社會過度強調自主，重新審視眾人唾棄的「依賴」。她表示閱讀《美國獨立宣言》即可發現美國人的認同核心在於獨立人格。

《美國獨立宣言》主張「人人生而平等，造物者賦予他們若干不可剝奪的權利，其中包括生命權、自由權和追求幸福的權利」，表示生命、自由與追求幸福是人人不可遭到剝奪的權利，同時表示「為了保障這些權利，人類才在他們之間建立政府，而政府之正當權力，是經被治理者的同意而產生的」，意指政府存在的目的是保護每一位市民的權利[1]。

1 譯註：美國獨立宣言參考美國在台協會官網 https://web-archive-2017.ait.org.tw/zh/declaration-of-independence.html。

費曼認為《美國獨立宣言》視自治與自主為理想，定義個人為自由政治言論的主體。這些理念是美國的「建國神話」，現代美國社會提到自主（autonomy）、獨立（independence）與自立三種概念時會一起使用，彼此意義互補。

最單純易懂的是個人自主與經濟能力息息相關。理想的經濟能力是能夠自立生活。反之，經濟能力無法確保自立生活者不被視為獨立自主的人格。費曼認為這種想法簡言之是個人運用足以自立生活的金錢，「購買」自主決定權、支配意願與行動的權利，也就是自主。

自主、獨立與自立的個人是美國人的理想，人人生而平等的基本信念使得美國人誤以為所有人都能實現這個理想。她指出，無法完成理想的人會被貼上「失敗者」的標籤。依賴與自主正好相反，在美國政治與大眾眼裡象徵缺乏魅力的污名化形容，違反美國人的信念（《自主神話——依賴理論》）。

人類既自由又需要仰賴他人

由此可知，相對於自主中心主義的生物倫理學，美國國內出現批判的聲浪。自主的確相當重要，卻也帶來兩個問題：

第一個問題是避免陷入僅用理性與自主決定能力評價他人的觀點。如同第四章所示，這種觀點是以具備判斷能力時預立的醫囑為優先。然而事實已經顯示，這並不是最恰當的作法。人類除了理性，也有情感，充滿多種面向。單憑理性自主時寫下的文件判斷，會流於片面的理解。厚生勞動省於二〇一八年推出的新指南《協助失智症患者在日常與社會生活自主決定的指南》也提出，必須從多種層面解讀患者本身的意願。

另一個問題是認定自主等於獨立的片面思考。自主、獨立與依賴互為表裡。所有人出生時都是無法自立的嬰兒，必須完全仰賴他人才能成長。長成健康的成年人才可能成為自主自立的個人。然而，倘若罹患疾病或遭遇意外而殘障，可能又會失去自主自立的能力。即使是自主自立的個人，最終也會因為年齡增長而身心逐漸衰弱，又回到完全仰賴他人生活的階段離開人世。進入人生最終階段，人類便喪失自主自立的能力。觀察人生各個階段，可以發現人類「既自由又需要仰賴他人」（《人類的尊嚴與基因資訊》）。

現代社會重視自主自立，視依賴是負面的行為。然而人類正因為也有需要依賴他人的一面，文明才能淵遠流長，發展至今。例如孩童依賴母親是文化傳承的基礎。人類之所以能建立相互合作、彼此協助等人際關係的文化，也是因為人類「需要仰賴他人」。達爾文認為在弱肉強食的自然淘汰中，這是人類「最高貴的品性」。

聖母大學（University of Notre Dame）的榮譽教授阿拉斯代爾・麥金泰爾（Alasdair MacIntyre, 1929-）是美國社群主義道德倫理學家，他批判近代道德哲學重視個人自立與自主，一直忽略承認依賴在道德上的重要性。人類必須以原始持續的方式依賴特定的他人；參與相互依靠幫助的社群則是人類不可或缺的活動。反之，參與社群的每一個人都必須發揮能力，方能維繫社群繁榮。之所以會出現這些情況在於人類是「脆弱又依賴的理性動物」。這是麥金泰爾定義的自主與依賴的關係（《依賴性的理性動物》〔Dependent Rational Animals〕）。

如何面對「黃昏階段」

人類的脆弱性也是歐洲生物倫理學強調的重點。歐盟的生物醫學研究計畫制定的《巴塞隆納宣言：對歐盟提議之生物倫理與生命法之基本倫理原則》（The Barcelona Declaration Basic Ethical Principles in European Bioethics and Biolaw, 1998）所列舉的四大基本原則是「自主、尊嚴、統合性與脆弱性」。統合性意指人類是肉體與精神不可分也不容侵犯的整體。利刃能輕易傷害人類的身體，他人無心的話語往往傷害心靈最深，所以人類是脆弱的存在。正因為脆弱，更需要關心（care）弱勢族群。

四大原則的第一點「自主」，與整合性、尊嚴與脆弱性息息相關，同時位於關心他人的脈絡當中。換句話說，歐洲生物倫理學的自主不是個人獨斷專行，而是處於社會關係中的自主。

如同前文所示，結合理性與認知能力的人格觀念狹隘。近年來益發重視「獨立自主的個人」。然而，現在醫療與照護的領域面臨許多判斷力逐漸衰退時會出現的惱人問題。

現代醫療面對慢性病患者與高齡醫療的困難課題是：如何處理欠缺合理與一貫性的單純想法。德國生物學術倫理諮詢中心（Deutsches Referenzzentrum für Ethik in den Biowissenschaften）所長兼波昂大學教授迪特・斯托馬（Dieter Sturma, 1953-）認為，意識清楚到意識消失之間存在「黃昏階段」。儘管此時的人格意識逐漸模糊不清，還是會顯現當事人的個性（「人格與價值——邁向尊嚴、自主、臨終的生命」）。

如何面對「黃昏階段」正是當前生物倫理學面臨的問題。如表6-1所示，生物倫理學是以中央的「自立人格」為預設立場建構學說，位於左側的「非自主人格」為胎兒、新生兒與幼兒，位於右側是罹患失智症的長者和意識不清的患者。現在生物倫理學必須把焦點轉移到這些「認為是非自主人格」的對象，重新建構學說，以便為尊重這些人且照護時維護其尊嚴的照護者，提供倫理學的依據。

照護幼兒與老年人的方式當然不同。儘管乍看之下是以溫柔的口氣對老人家說話，把對方當作「嬰兒哄」，稱不上是尊重「長者的尊嚴」（《防止高齡受虐法》）。

6-1　生物倫理學面臨的新課題

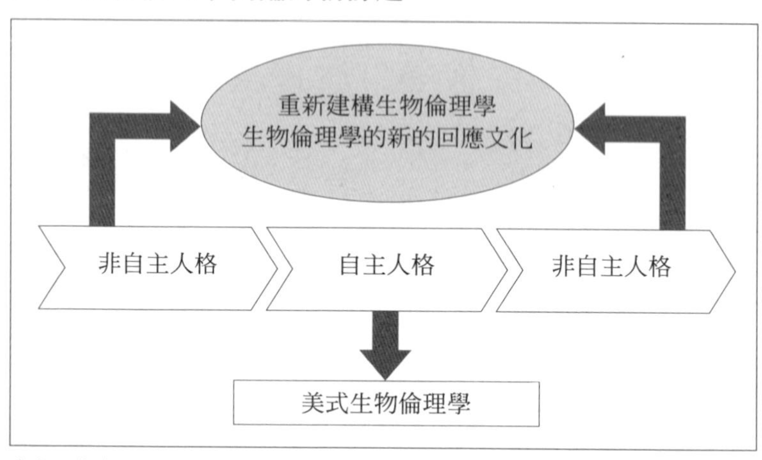

出處：筆者自行製表。

老年人通常比照護自己的看護人生經驗更豐富。把「人生的前輩」當作「嬰兒或小孩哄」不是恰當的作法，照護方式必須配合對方至今的人生經驗。尊重對方的人生經驗才稱得上是維護當事人尊嚴的照護。

二　「完全健康狀態」告終——面臨必須變更醫療目的的現況

世界衛生組織定義的健康面臨極限

安樂死的問題其實和健康的定義息息相關。因此筆者想以重新思考健康的定義為本書畫下句號。

提到健康就不能忽略世界衛生組織對於健康的定義：「健康不僅為疾病或虛弱之消除，而是體格，精神與社會之完全健康狀態」。這項官方對於健康的定義是成立世界衛生組織時，聯合國於一九四六年採用的《聯合國世界衛生組織憲章》（一九四八年生效）開頭。這種充滿野心的廣泛定義符合當時的需求，之後卻遭到各界批判。由於嘗試修正失敗，導致該定義長達七十年以上未曾修改（修正活動與挫折詳見〈世界衛生組織制定健康定義的過程與健康概念的變遷〉）。世界衛生組織對於健康的定義其實完全不適用於今後的醫療、照護和支撐前兩者的區域長照。

例如世界衛生組織於二〇一一年彙整了一份大部頭的報告《世界身心障礙者報告》。在全球三百八十位以上的專家協助之下完成，是史上第一部收錄全球身心障礙相關數據資料的報告。該報告能用於改善身心障礙者的生活，作為促進執行聯合國《身心障礙者權利公約》（二〇〇八年五月生效）的政策與計畫根據，因此深受期待。

該報告的第三章〈綜合醫療〉開宗明義表示，「健康的定義是『體格，精神與社會之健康狀態』」，引用自《世界衛生組織憲章》。然而正確的原文應該是「體格，精神與社會之完全健康狀態」，引文少了「完全」二字。這難道是世界衛生組織一個不小心漏字了嗎？筆者認為，應該是世界衛生組織明白不能正確引用憲章，因為設定身心障礙者的醫療目的為「體格，精神與社會之完全健康狀態」，便無法制定身心障礙者的健康政策了。

世界衛生組織總幹事陳馮富珍（一九四七～）在二〇一一年六月九日《世界身心障礙者報告》的發布儀式上表示：

> 殘障是人生的一部分。幾乎我們所有人從人生的某個階段開始就會暫時或永遠殘障。為了確保打破那些歧視身心障礙者，迫使他們走向社會邊緣的屏障，我們必須更加努力！[2]

2 譯註：譯文參考世界衛生組織官方網站 https://www.who.int/dg/speeches/2011/disability_20110609/zh/。

「暫時」的殘障或許還有克服的一天，「永久」的殘障只能花上一輩子習慣。身心障礙者既無法以「完全健康狀態」為目標，勉強以此為目標甚至還會出現許多弊病。保留「完全」二字反而會使世界衛生組織的健康定義派不上用場。《世界身心障礙者報告》必須扭曲原文才能引用自家組織訂定的健康定義，代表世界衛生組織自己也清楚該定義並不適用於身心障礙人士。

世界衛生組織定義的「完全健康狀態」意指完全自立的自主狀態，不需要醫療或照護，符合自主決定至上主義。然而現代醫學治療的主要對象是「無法治癒的疾病」，例如病情持續發展的癌症、成人病等慢性疾病、罕病、高齡所導致的各種身體機能衰退與失智症等。近代醫學完全戰勝傳染疾病的時代已經是過往雲煙，現代醫學主要面對的是難以治癒的疾病。世界衛生組織的健康定義不符合當代需求，反而造成弊害。

振作、復原、適應的能力

荷蘭女醫師瑪第爾達・修伯（Machteld Huber）等人所組成的國際研究團隊針對「世界衛生組織的健康定義對於邁入高齡化與疾病傾向出現變化的現代甚

至可能有害」，著手研究制定新的健康概念。

他們舉辦名為「健康是狀態還是能力——動態的健康概念」的國際學會，學會的成果是二〇一一年時在《英國醫學期刊》（*British Medical Journal*, BMJ）發表了〈我們該如何定義健康？〉的論文，提出健康是面對社會、身體與感情問題時能適應困境，具備應對能力的新概念。

健康不是「完全健康狀態」的靜止狀態，而是面對疾病所帶來的各種問題依舊能因應克服的「振作與復原能力（Resilience）」。換句話說，即使罹患疾病也能憑藉各類藥物、輔具、機器，醫療與看護的力量，緩解（緩和）症狀，毫不氣餒、繼續往前走的能力正是「健康」。

修伯等人的健康概念是動態的「適應能力」，促使社會大眾重新思考如何面對慢性病、罕病、長者照護、緩和醫療與末期醫療，具有改變醫療概念的力量。

認定健康是「完全健康狀態」代表醫療的使命是根治疾病，恢復健康。這種觀念聽起來似乎理所當然，其實無法治癒的疾病如恆河沙數。不僅如此，所有人總有一天會因為致死率百分之百的疾病而結束性命（〈超越尊嚴死論〉）。

倘若醫療的使命是促使病人恢復「完全健康狀態」，當患者難以治癒時會認為醫療「無效」（〈醫療無效性〉）。例如時不時可以聽到「維生治療」是「無效醫療」，「對病人施以過度治療反而有害」，所以中止治療並選擇「尊嚴死」才是對病人好的說法，甚至還會出現「乾脆讓病人安樂死」的發言。因為不會好，所以是「無效醫療」。以這種觀點看待日常的醫療與照護，都屬於沒有意義的行為。

但是，醫療實際上並非只是治療患者的主要疾病。主要的疾病或許無法痊癒，卻有緩解症狀和預防惡化的措施。藥物的效果也不僅限於治療，許多是無法治癒疾病本身卻能依靠持續服用而控制症狀，預防發病或惡化。當前醫療對於難以治癒卻得以緩解症狀正發揮極大的作用。這自然也是醫療的重要使命，無庸置疑。

現在必須以不同於「患病→治療→痊癒」的觀點思考「健康」的定義，重新制定醫療的目標與使命。

終章第一節以人類本質容易受傷又脆弱為前提，重新思考依賴的意義。脆弱和復原能力其實是一體兩面(《復原能力》)。人類的身心容易受到外界傷害，卻也具備克服困境的復原能力。復原能力受到環境大幅左右。例如許多事物都能撫慰心傷，然而來自社會，尤其是援助的環境所發揮的影響力最大(〈智能障礙者的自主決定與其相關要素之先行研究〉)。

以人類的脆弱性為前提，尊重援助與連帶關係中的自主。以這種倫理觀點取代片面強調個人自立自主，正巧符合以克服困境的復原能力取代「完全健康狀態」的健康新觀念。

誤會緩和治療是用於等死的病人

日本在二〇〇六年制定的《癌症對策基本法》第十六條主張「以緩解疼痛等為目的的醫療應從早期正確執行」。現在日本的醫療現場也了解緩和醫療的重要，紓解疼痛的治療尤其普及。

但是緩和醫療的加給項目直到二〇一八年度修正診療費給付制度時才追加了「末期心臟衰竭」，之前都僅限於「惡性腫瘤與後天免疫缺乏症候群」。因此

「化療沒效了就換成緩和醫療」的認知已普及至社會大眾，即使是部分醫護人員也會儘可能進行「積極治療」，把「緩和醫療」當作棒球比賽落後時負責收拾殘局的「敗戰處理投手」，認為治療無效時才輪到緩和醫療登場。

緩和是「緩解」之意，所有緩解疾病痛苦的手段都是緩和醫療。無論是何種疾病或階段，都需要緩和醫療。但「醫療的目的就是治病」的觀念依舊深植人心。這種片面的想法無法正確評價緩解疾病痛苦的醫療。醫療的目的雖然是根治疾病、恢復健康，在無法治癒時也會儘可能緩解病人的痛苦。目前必須釐清醫療的目的還包括協助病人運用屬於健康新定義的「適應力」，面對疾病帶來的困境。

例如日本醫學會制定的《醫學倫理綱要》規定「醫學與醫療的目的不僅是治療罹患疾病的患者，還包括維護或增進眾人的健康」，並未列入緩和醫療。

相對於日本，德國醫學會制定的《德國醫師職業規範（草案）》（二〇一五年）規定「醫師的使命是維繫生命、維護與恢復健康、緩解痛苦、協助邁向死亡的病人，從之於人類健康重要性的觀點，對維護自然的生命基礎有所貢獻」，則將緩和醫療納入醫師的使命。義大利醫學會全國聯盟的《醫師職業義務規程》(二〇一四年修訂版)也是一樣。

除此之外，日本看護協會的《看護人員倫理綱要》規定，「看護是以所有年齡層的個人、家屬、集團與地方社群為服務對象，執行維護增進健康、預防疾病、恢復健康、緩解痛苦的使命，目的在於維護遵照看受護者的意願直到臨終」，明確標示使命包括「緩解痛苦」。日本醫學會也應該修正《醫學倫理綱要》，明確記載緩解痛苦也是醫師的使命之一。

技術落後所帶來的問題

生物倫理學經常提到「現代醫學因為急救與救命等技術發達造成末期醫療出現困難的倫理問題」，指出以往會就此喪命的病人因急救而挽回性命，撿回一條命之後究竟該如何活下去才是問題。有些問題的確是因為醫療技術發達才會出現，然而有些問題卻正是因為醫療技術落後而引起。

例如原本罹患嚴重神經肌肉疾病的患者難以與外界溝通。現在開發了新的溝通裝置，無須使用全身肌肉也能利用電腦表達意見。CYBERDYNE公司的生化介面「Cyin™」於二〇一八年上市。從微弱的行動電位解讀訊號，在電腦上輸入訊息，將其轉換成語音。把訊息上傳社群媒體便能向全世界發聲，和世界各地的人溝通。這項技術開發大獲成功不僅是開發公司的功勞，還必須歸功於患者協會提供協助。

根治才能恢復「完全健康狀態」的醫療觀念，打從一開始就不會想到要開發這種機器。認為所謂「完全健康狀態」本來就是幻想，協助病人適應困境，獲得與其和平共處的健康才是醫療，為了達成這種目標的醫學研究才可能開發出劃時代的機器。

假設病人陷入無法和任何人溝通的困境，認為這是難以承受的痛苦而要求「安樂死」或「尊嚴死」。這的確是一種生物倫理問題，但問題的原因卻能藉由上述的先進溝通技術解決。

討論先進技術造成末期醫療出現醫療倫理問題時，必須考量「醫療、技術發達」與「醫療、技術或照護落後」兩種情況各自會出現的問題。此時最重要的是如何緩解病人的痛苦，引導病人適應、與其和平共處，而非恢復「完全健康狀態」。

由國立醫院機構新潟醫院長中島孝醫師執行，將機器人輔具HAL運用於治療神經肌肉罕病的臨床實驗大獲成功，他表示，現代的學術主流也是醫界整體的傾向認為，用於無法治癒的進行性疾病的療法和復健毫無意義，同時也拒絕研究無法根治、僅能用於改善罕病症狀的治療。對於使用機器的態度也是一樣（〈劃時代的罕病療法——開發HAL-HN01的哲學轉換〉）。

不僅是藥物與醫療器材的開發技術，健康與醫療的概念落後也會造成「生物倫理學的問題」。健康、醫療、緩和以及生死……該如何重新定義這些基本概念呢？當藉由相關研究建立新定義時，討論安樂死孰是孰非的前提或許才會出現根本的改變。

荷蘭的積極健康運動

安樂死的概念在於嘗試各類改善方法後依舊不見成效，發現實在沒有其他解決方法而選擇利用死亡擺脫痛苦折磨。然而實際情況如同包德威・沙博（參考第一章二十九頁）所指謫，不見得真的嘗試過所有辦法，並且還承認病人有拒絕替代方案的權利。建立制度與立法促成藉由死亡擺脫痛苦的合法化絕非易事。全球第一個挑戰這項難題的是荷蘭國民。

另一方面，根據前文提及的瑪第爾達・修伯醫師等人主張的健康新概念而建立的「積極健康」運動目前在荷蘭大為風行（《源自荷蘭的積極健康——拓展區域長照的未來》）。修伯根據新概念，建立由當事人的觀點評估健康狀況、由當事人主導維護與促進健康的運動。具體內容如表6-2所示：共有六個面向，每個面向細分為七個項目，合計共四十二個指標，以四十二個指標作為評估健康情況的項目。這些指標部分有待統整，尚有改善的空間。筆者在此不予置喙。

積極健康運動並非由醫護人員以醫學觀點單方面評估病人的健康狀況，也不是並未罹患疾病的消極健康定義。而是由當事人依照這些指標項目自行評估健康狀態，提升維護與促進健康的幹勁，進行自我管理。重點是「以當事人為中心」。積極健康的新概念與運動如同沙博茜所述，還跨足共享經濟與環保政

6-2 積極健康的「六大面向與四二個指標」

身體機能	健康感 身體狀況 症狀與疼痛 睡眠 飲食 持久力 運動	生活品質	享受生活 幸福感 可以放鬆 兼顧 安心感 住處 維持家計的經濟能力
心靈健康	記憶力 注意力 溝通能力 幸福感 接納自己 對於變化的適應能力 感覺能掌控情況	參與社會	與社會接觸 有人認真以對 能一起同樂 獲得協助 歸屬感 有意義的活動 對社會抱持關心
生命意義	有意義的生活 生存慾望 達成理想的慾望 願意信賴他人 包容 感恩 持續學習	日常機能	能照顧自己 知道自己的極限 具備健康相關知識 時間管理 金錢管理 有工作能力 可以尋求協助

出處：M Huber, et al., Towards a 'patient-centred' operationalisation of the new dynamic concept of health: a mixed methods study. BMJ Open 2016;5:e010091. 日文譯文參考《源自荷蘭的積極健康》(沙博茜)。

策，理想遠大。

修伯所提倡的健康新概念意指苦於疾病時依舊學習適應情況，接受眾人協助（接受自己必須依賴他人），毫不氣餒、積極正面地活下去。筆者期盼這種健康概念能藉由積極健康運動推廣至社會所有角落。當修伯的概念普及時，又會對以安樂死解決絕症所帶來的痛苦此一想法造成什麼樣的影響呢？當前荷蘭社會正面臨著結果可能截然不同的歧路。

後記

我直到現在都還清楚記得荷蘭的參議院是在二〇〇一年四月十日通過《安樂死法》，當時我正在波昂的德國生物學術倫理諮詢中心（隸屬德國聯邦教育部管轄）研習。

那天吃完早餐，觀看德國公視播放的「早安新聞」，映入眼簾的是記者在荷蘭國會前實況轉播，抗議人士群聚反對安樂死立法。儘管播報員在國會前大喊反對安樂死立法，報導卻指出即將開議的參議院幾乎已經確定會通過《安樂死法》。

其實早在前一年的十一月底，我就已經透過日本的報紙得知荷蘭眾議院將通過《安樂死法案》。雖然想一睹法案內容，當時我卻得不到資訊。抵達波昂後，我詢問德國生物學術倫理諮詢中心的圖書館員，輕輕鬆鬆便拿到《安樂死法案》的德文翻譯影本。雖然大致掌握了法案內容，還是因為當天即將通過的消息而大吃一驚。

我趕緊將法案重點譯成日文，藉由網路分享給在日本的夥伴。儘管不曾將這些報導用於學術論文發表，荷蘭的《安樂死法》就此成為我之後關心的議題。

部分安樂死的相關書籍是針對荷蘭的個別研究，介紹多國多地安樂死的書籍幾乎都是各類領域的專家合著。目前共有四個國家立法允許安樂死，還有許多州或省分立法允許醫助自殺。為了制定新法以實現安樂死和醫助自殺合法化，研究者多半是法學家。法學又分為德國法、法國法、英美法、刑法、民法、醫事法、憲法與比較法等各個領域，每個領域的專家以各自專業的觀點分析探討。出版的論文集等集結了專家心血的貴重研究成果，都是我寫作本書時經常引用參考的資料。

然而安樂死與尊嚴死等問題並不僅僅是法學研究的對象。這些問題和末期醫療息息相關，原本是醫學課題。安樂死與自殺本身歷史悠久，不僅是執行的歷史，相關的思想學說也為數眾多。安樂死與尊嚴死同時也是哲學、倫理學、醫學、法學與社會學等諸多學問跨界結合的領域。生物倫理學原本就是嶄新的跨界學問，集結多種學問、多方面探索的相關論文集業已出版，自然都是珍貴的學術成果。

這些論文集主要探討的都是各國相關法律的架構與實際執行的情況、各領域的問題點，以及是否有值得日本參考的地方。合著的作者並非基於擁有相同共識而執筆，主旨多半是提供讀者思考安樂死與尊嚴死的手段。不過，眾多讀者不僅關心現況與問題，也十分在意安樂死與尊嚴死究竟是怎樣的概念。可惜的是一直缺乏觀點一貫的總覽書籍，無法因應讀者需求。

結果我等於是藉由本書挑戰一般不會單獨探討的課題。由於必須說明各國的安樂死相關法律制度，身為法律門外漢的我獲得許多專家賜教。我剛好隸屬研究此一課題的研究團隊。團隊發起人是鳥取環境大學的加藤尚武校長和千葉大學的飯田亘之教授（皆為當時的頭銜），研究會初始的活動經費來自科學研究費補助。研究課題逐漸進化的結果是現在也開始研究關於生物倫理學的課題。

團隊成員包括研究荷蘭、比利時、盧森堡、加拿大、美國、瑞士、義大利和英國等地的安樂死、醫助自殺與中止治療的法學家和倫理學家。本書得以面市都是因為研究團隊的協助。

除了安樂死的研究團隊之外，我也參加了由一橋大學的加藤泰史教授（日本哲學會會長）擔任代表的科學研究費專案。該專案的研究主題是人性尊嚴。我透過專案參加了數次邀請多名外籍學者共襄盛舉的國際研討會，了解尊嚴概念的深奧與解釋之困難。

另一方面，參與開發機器人輔具「ＨＡＬ」的臨床實驗研究團隊，也讓我獲得不同於哲學、法學、生物倫理學等研究團隊的意義。筑波大學的山海嘉之教授所開發的ＨＡＬ在二〇一五年取得醫療器材許可；從二〇一六年起，健保給付八種進行性神經肌肉疾病患者使用該輔具。國立醫院機構新潟醫院院長中島孝醫師擔任協調臨床實驗的醫師，成功完成以罕病病人為對象的臨床實驗，方才實現輔具實用化。參與該研究專案促使我思考針對目前沒有治療方式的罕見疾病患者，開發醫療器材和藥物的意義。終章介紹的荷蘭女醫師修伯所主張的健康新概念，也是中島孝醫師告訴我相關論文，讀了之後讓我大開眼界。本書可說是建立在荷蘭執行安樂死與修伯醫師提出的健康新概念交錯之處。

本書執筆之際，獲得許多專家教誨。面對我屢屢提問，依舊不厭其煩，詳細指導。在此不便一一列出，只能由衷感謝所有人的指教。倘若本書仍有疏漏，自然是我個人應負起責任。

最後我要感謝中公新書總編白戶直人多方協助。他指出文章中所有我因為不想浪費筆墨在所謂專家的常識上而有所疏漏之處，補充說明後應該多少便於一般讀者閱讀。由衷感謝他給予激勵鞭策。

我本身已經邁入高齡醫療與照護的年齡，之後也可能會需要這些服務。末期醫療之於我是切身的問題，年輕讀者或許還無法感同身受。然而這是家人、自己和所有人終有一天必將面對的課題，需要投注心力思考，無法逃避。期盼本書能成為大家思考這些課題的契機。

二〇一八年九月
松田 純

主要參考文獻（以章節排序）

序章

森鷗外《山椒大夫、高瀨舟》岩波文庫，二〇〇二年（《山椒大夫》中文版為麥田出版）
森鷗外〈甘瞑之說〉《鷗外全集》三三卷岩波書店，一九七四年
金城霍普特曼（Hauptmann）朱美〈森鷗外的《甘瞑之說》與馬丁・孟德爾索（Martin Mendelsohn）《論安樂死》之比較考察〉《德國文學》六十號，二〇一六年
壽台順誠〈「放棄」的安樂死——森鷗外的安樂死觀〉《生物倫理》二六號，二〇一六年

壽台順誠〈安樂死論初始——森鷗外「甘暝之說」的意義與問題點〉《生物倫理》二七號，二〇一七年
小野清一郎〈安樂死的問題〉《法律時報》二二(十)，一九五〇年
Martin Mendelsohn, Über die Euthanasie, 1897.
《判例時報》一五三〇號，一九九五年
甲斐克則《安樂死與刑法》成文堂，二〇〇三年
甲斐克則《末期醫療與刑法》成文堂，二〇一七年
甲斐克則編《末期醫療與醫事法》成文堂，二〇〇三年
甲斐克則、谷田憲俊編《系列生物倫理學五　安樂死、尊嚴死》丸善出版，二〇一二年
町野朔《生與死以及法律學》信山社，二〇一四年
日本緩和醫療學會《緩解疼痛的鎮靜用藥相關指南　二〇一〇年版》金原出版，二〇一〇年

第一章

佩特・泰克（Peter Tak）《荷蘭醫事刑法的發展》甲斐克則編譯，慶應義塾大學出版會，二〇〇九年

沙博茜（Chabot Akane）《選擇安樂死—荷蘭「善終」的探險家們》日本評論社，二〇一四年

沙博茜（Chabot Akane）「選擇安樂死—荷蘭過去十二個月的情況」二〇一八年四月廿一日，東京醫科大學演講

安格妮絲・范・德・海德（Agnes van der Heide）〈荷蘭與比利時的安樂死與醫助自殺〉甲斐克則編譯《海外安樂死、醫助自殺與法律》慶應義塾大學出版會，二〇一五年

路克・岱里恩斯（Luc Deliens）〈安樂死—歐洲與比利時的態度和實務〉甲斐克則編譯《海外安樂死、醫助自殺與法律》慶應義塾大學出版會，二〇一五年

Anita Carey, Dementia patients too often being killed wrongful, Church Militant.com 二〇一七年六月廿一日

http://www.churchmilitant.com/news/article/dutch-euthansia-pioneer-disturbed-by-eroding-legal-safeguards
盛永審一郎審定《安樂死法　盧森堡三國之比較與資料》東信堂，二〇一六年
盛永審一郎審定《為了思考末期醫療—從驗證荷蘭安樂死開始》東信堂，二〇一六年
盛永審一郎口譯：BEITU裕子〈訪問古哈德醫師，二〇一三年八月十三日〉《生物倫理研究資料集》Ⅷ卷，富山大學，二〇一四年
RTE Jaarverslag 二〇一二〈安樂死委員會報告（概要）〉BEITU裕子翻譯《生物倫理學研究資料集》Ⅷ卷，富山大學，二〇一三年
盛永審一郎口譯：BEITU裕子〈荷蘭安樂死審查委員會訪問記錄〉《生物倫理生命法研究資料集》Ⅰ卷，芝浦工業大學，二〇一五年
盛永審一郎口譯：BEITU裕子〈訪問安樂死審查委員會（三）—末期與耳鳴案件〉《生物倫理生命法研究資料集》Ⅱ卷，芝浦工業大學，二〇一六年
盛永審一郎口譯：BEITU裕子〈與終止生命診所（SLK）負責人面談〉《生物倫理

生命法研究資料集》Ⅲ卷　芝浦工業大學，二〇一七年

盛永審一郎〈可以原諒因為厭倦了人生而想安樂死嗎？—荷蘭當地關於「結束人生的法律」所湧現的爭議〉JBpress 2018.6.29 jbpress.ismedia.jp/articles/-/53441

町野朔等人編著《安樂死、尊嚴死、末期醫療　資料、生物倫理與法律 II》信山社，一九九七年

山下邦也《荷蘭的安樂死》成文堂，二〇〇六年

星野一正〈本人自主選擇死亡—荷蘭安樂死法院史上新局面〉《當前法令》一四八四號，九九四年

〈肉體並未承受痛苦也能接受輔助自殺〉德國報紙Handelsblatt，二〇〇七年十一月七日

Boudewijn Chabot, Worrisome Culture Shift in the Context of Self-Selected Death (translation), NRC Handelslad，二〇一七年六月十六日 https://trudolemmens.wordpress.com/2017/06/19/the-euthanasia-genie-is-out-of-the-bottle-by-boudewijn-chabot-translation/

Theo Boer, Rushing toward death? Assisted dying in the Netherlands. The Christian Century. 二〇一六年三月二八日 https://www.christiancentury.org/article/2016-03/rushing-toward-death

Die Zeit Online，二〇一八年二月十六日

德國醫師報，二〇一八年十一月十日

RTE, Regional Euthanasia Review Committes Annual Report 2016.2017.

第二章

本田真理〈比利時末期醫療相關法律之情況〉盛永《安樂死法》，二〇一六年

Commission fédérale de contrôle et d' évauluation de l' euthanasie Commission euthanasie Huitième rapport aux Chambres législatives années 2016-2017.

Septième rapport-Chiffres des années 2015-2016.

The European Institute of Bioethics (IEB), Euthanasia in Belgium: 10 years on https://www.ieb-eib.org/en/pdf/20121208-dossier-euthanasia-in-begium-10-years.pdf

宮下洋一《直到安樂死結束為止》小學館，二〇一七年

小林真紀〈盧森堡末期醫療相關法律之現況與課題〉盛永《安樂死法》，二〇一六年

小林真紀〈盧森堡法的安樂死與自殺幫助〉《理想》六九二號，二〇一四年

斯特凡・布朗姆（Stefan Braum）〈盧森堡的死亡輔助〉甲斐克則編譯《海外的安樂死、自殺幫助與法律》

Commission Nationale de Contrôle et d' Évaluation de la loi du 16 mars 2009 sur l'euthanasie et l'assistance au suicide, Quatrième rappor à l'attention de la Chambre des Députés (Années 2015 et 2016).

D・奧利佛（D.Oliver）等人編《非惡性腫瘤的緩和醫療手冊》中島孝審譯　西村書店，二〇一七年

松井茂記〈關於加拿大的尊嚴死與安樂死法〉《法律時報》八八卷九號，二〇一六年

Carter v. Canada (Attorney General) 2015 SCC 5 [2015] 1 SCR 331

西元加那〈醫助自殺合法化之邏輯根據考察——以Glucksberg判決、Carter判決

為研究對象〉《現代社會研究》十五號，二〇一七年

〈資料　加拿大醫學的醫療臨終輔助法〉横野惠譯《比較法學》五三卷三號，預定二〇一九年出版

Government of Canada, Medical assistance in dying
https://www.canada.ca/en/health-canada/services/medical-assistance-dying.html

Government of Canada, 2nd Interim Report on Medical Assistance in Dying in Canada

Rachel Browne, Canada legalized assisted suicide, but there aren't enough doctors to keep up with demand. vice news，二〇一六年十月一日

Chris Purdy, 'Grave sin: Bishops issue guidelines to refuse funerals in assisted deaths The Canadian Press Catholic News Service，二〇一六年九月二九日

A Bill for an Act relating to the provision of medical services to assist terminally ill people to die with dignity, and for related purpose

Parliament of Australia, Medical Services (Dying with Dignity) Exposure Draft Bill 2014 https://www.aph.gov.au/Parliamentary_Business/Committees/Senata/Legal_and_Constitutional_Affairs/Dying_with_Dignity/Exposure_Draft

第三章

神馬幸一〈醫助自殺〉甲斐、谷田編《安樂死與尊嚴死》

The Oregon Health Authority, Oregon Death with Dignity Act, 2017 Data Summary.2018

久山亞耶子、岩田太〈尊嚴死與自決權——以奧勒岡州的《尊嚴死法》為題材〉

樋口範雄、土屋裕子編《生命倫理與法律》弘文堂，二〇〇五年

南西・柏林傑（Nancy Berlinger）等人《決定維生治療與末期醫療的方針—黑斯廷斯中心（Hastings Center）的指南》前田正一審譯，金芳堂，二〇一六年

神馬幸一〈瑞士討論組織性輔助自殺問題的情況〉《靜岡大學法政研究》十三卷二號，二〇〇八年

宮下洋一《直到安樂死結束為止》小學館，二〇一七年

Das Bundesamt für Statistik, Selbstbestimmung im Leben und im Sterben (Todesursacahenstatistik 2014 Assistierter Suzid (Sterbehilfe) und Suizid in der Schweiz)
https://www.npg-rsp.ch/fileadmin/npg-rsp/Themen/Fachthemen/BFS_2016_Suizide_Faktenblatt.pdf

EXIT-Selbstbestimmung im Leben und im Sterben

Mitglieder von DIGNITAS nach Wohnsitzstaat. 二〇一七年十二月三一日
http://www.dignitas.ch/images/stories/pdf/statistik-mitglieder-wohnsitzstaat-31122017.pdf

Freitodbegleitungen von DIGNITSA-Mitgliedern nach Jahr und Wohnsitz 1998-2017
http://www.dignitas.ch/images/stories/pdf/statistik-ftb-jahr-wohnsitz-1998-2017.pdf

第四章

香川知昌《死的權利——凱倫・奎倫事件與生命倫理的迴轉》勁草書房，二〇〇

六年
B・D・科倫（B.D.Colen）《凱倫　生與死》吉野博高譯，二見書房，一九七六年
唄孝一〈解題　凱倫事件〉《Jurist》六一六號，一九七六年
唄孝一〈續解題　凱倫事件〉《Jurist》六二二號，一九七六年
大谷泉〈「生命教育」背後隱藏了什麼？——關於「尊嚴死」學說〉松原洋子、小泉義之編《生命的臨界》，人文書院，二〇〇五年
金子晴勇《歐洲人的形象——「神像」與「人像的尊嚴」的思想史研究》知泉書館，二〇〇二年
卡特・拜耶慈（Kurt Bayertz）〈人類尊嚴的理念〉路德維希・西佩（Ludwig Siep）等人《德國應用倫理學的現在》山內廣隆等人編譯，NAKANISHIYA出版，二〇〇二年
盧部信喜《憲法學II　人權總論》有斐閣，一九九四年
青柳幸一《憲法中的人性尊嚴》尚學社，二〇〇九年
加藤泰史編《尊嚴概念的物力學》法政大學出版局，二〇一七年

Luis Kutner, Due Process of Euthanasia: The Living Will, A proposal, Indiana Law Journal, 1969

蓋瑞 S・費雪等人（Gary S. Fischer）〈預立醫囑與預立照護計畫〉《生物倫理百科事典》II卷，丸善出版，二〇〇一年

安藤泰至〈「維生治療」與「尊嚴死」相關問題〉川口有美子、小長谷百繪（編著）《居家呼吸器照護實踐指南》醫牙藥出版株式會社，二〇一六年

德沃金（Ronald Dworkin）《生命自主權（*Life's dominion : an argument about abortion, euthanasia, and individual freedom*）》，商周出版，二〇〇二年

米謝爾・匡特（Michael Quante）《人性尊嚴與人格自主——生命科學與民主主義的價值（Menschenwürde und personale Autonomie : demokratische Werte im Kontext der Lebenswissenschaften）》加藤泰史審譯，法政大學出版局，二〇一五年

Rebecca Dresser, Dworkin on Dementia: Elegant Theory, Questionable Policy, Hastings Center Report. 25 no.6, 1995

Rebecca S. Dresser and John A. Robertson, Quality of Life and Non-Treatment

Decisions for Incompetent Patient: A Critique of the Orthodox Approach, Law, Medicine & Health Care 17 (3), 1989

岡田篤志〈蕾貝卡・德雷瑟的生時預囑批判〉《醫療、生命與倫理、社會》五號，二〇〇六年

日笠晴香〈一個人生或別的人格　關於預立醫囑的有效性〉《醫學哲學　醫學倫理》二五卷，二〇〇七年

新里和弘、大井玄〈認知能力衰退者對於造設「胃瘻」的反應〉Dementia Japan 二七號，二〇一三年

大井玄《失智的康德還有「理性」嗎？》新潮社，二〇一五年

Jox, Ralf J.Ach et al., Patientenverfgungen bei Demenz. Der "natrliche wille" und seine ethische Einordnung. Dtsch Arztebl, 111(10), 2014

黑格爾《法哲學原理（Elements of the Philosophy of Right）》高柳良治審譯　法政大學出版局，二〇〇七年

德國聯邦議會審議會說明之《死得有尊嚴和自主決定——末期的預立醫囑》山本

達審議，知泉書館，二〇〇六年

Susan E. Hickman, et. al., Use of the Physician Orders for Life-Sustaining Treatment (POLST) Paradigm Program in the Hospice Setting. J Palliat Med. 2009 Feb; 12 (2): 133-141

「癌症治療現場　博愛會相良醫院（鹿兒島市）活用Advance Care Planning 治療反映病人真正的心聲」日經Medical Cancer Review 2015.3，二〇一五年

會田薰子〈協助自主決定——共同決定與ＡＣＰ〉清水哲郎、會田薰子編《醫療、照護用生死學入門》東京大學出版會，二〇一七年

清水哲郎、會田薰子、石飛幸三等人〈高齡社會所需的醫療與照護——以失智症與緩和衰老治療為中心〉《Runup》十八之三　通卷三一號，二〇一二年

田代志門〈醫院方針規定「不能拆下呼吸器」於倫理所容嗎？〉、淺井篤、小西惠美子、大北全俊編《從倫理觀點思考醫療》日本看護協會出版會，二〇一八年

現代刑事法研究會〈座談會　末期醫療與行法〉《Jurist》一三七七號，二〇〇九年

雨宮處凜〈尊嚴死立法的動向與其背後〉（http://www.magazine9.jp/karin/130123）

樋口範雄《續思考醫療與法律　末期醫療指南》有斐閣，二〇〇八年
樋口範雄《超高齡社會的法律　問題何在》朝日選書，二〇一五年
鈴木利廣〈醫療基本法的意義〉醫療基本法會議編《醫療基本法》eidell研究所，二〇一七年
小笠原文雄《可喜可賀的臨終》方智出版，二〇一八年

第五章

Udo Benzenhöfer, Der gute Tod?: Euthanasie und Sterbehilfe in Geschichte und Gegenwart. 1999.
今井正浩譯〈希臘的醫學思想與人類——希波克拉底誓詞的人類觀〉《研討會醫療與社會》二四號，二〇〇三年
亞里斯多德《尼各馬科倫理學》（Ethica Nicomachea）神崎繁譯　岩波書店，二〇一四年
塞內卡（Seneca the Younger）〈書信集（Epistles）〉《塞內卡哲學全集》五卷　高橋

弘幸譯　岩波書店，二〇〇五年
希波的奧古斯丁（Augustine of Hippo）《上帝之城》（The City of God）道風書社
二〇〇三年～二〇〇四年
《神學大全》（Summa Theologiae）中華道明會、碧岳學社，二〇一二年
宮川俊行
湯瑪斯・摩爾（Thomas More）《烏托邦》（Utopia）五南，二〇一八年
詹姆斯・雷秋（James Rachel）《生命告終——安樂死與道德》（End of Life：
Euthanasia and Morality）加茂直樹審譯　晃洋書房，一九九一年
賀格・庫西（Helga Kuhse）《批判生命神聖性說》（Sanctity-Of-Life Doctrine in
Medicine: A Critique）飯田亘之等人譯，東信堂，二〇〇六年
Christoph Wilhelm Hufeland,Die Verhältnisse des Arztes. 1805. 胡斐蘭《自傳／醫
學倫理》杉田絹枝、杉田勇譯，北樹出版，一九九八年
David Hume, Essays, Moral, Political, and Literary. Liberty Fund 1985大衛・休謨
《道德、政治、文學論集》田中敏弘譯，名古屋大學出版會，二〇一一年

阿圖爾・叔本華（Arthur Schopenhauer）《論自殺》（On Suicide）河井真樹子譯PHP研究所，二〇〇九年

丹尼爾・J・克弗萊斯（Daniel J. Kevles）《以優生學之名——「改良人類」的百年惡夢》（In the Name of Eugenics -Genetics and the Uses of Human Heredity）西總平譯，朝日新聞社，一九九三年

Charles Darwin, On the Origin of Species. 1859查爾斯・達爾文《物種起源》（On the Origin of Species）台灣商務，一九九九年

矢原徹一〈性淘汰與物種利益〉，達爾文《人類原始及類擇》（The Descent of Man, and Selection in Relation to Sex）I卷，長谷川真理子譯，文一總和出版，一九九九年（中文版：商務，一九三〇年）

長谷川真理子〈為了瞭解人類的演化論方法〉，達爾文《人類原始及類擇》II卷長谷川真理子譯，文一總和出版，二〇〇〇年（中文版：商務，一九三〇年）

法蘭西斯・高爾頓（Francis Galton）《人類的知性與發展》（Inquiries into Human Faculty and Its Development）

法蘭西斯・高爾頓《遺傳的天才》（Hereditary Genius）上下卷，甘粕石介譯，岩波書店，一九三五年

恩斯特・海克爾（Ernst Heinrich）《自然創造史》（Natürliche Schöpfungsgeschichte）

恩斯特・海克爾《生命的不可思議》（Die Lebenswunder）上下卷，後藤格次譯岩波書店，一九八八年

佐藤惠子《海克爾與演化之夢》工作社，二〇一五年

Thomas Henry Huxley, Evolution and Ethics. James Paradis / George C. Williams, T.H. Huxley's Evolution and Ethics With New Essays on Its Victorian and Sociobiological Context. Princeton Legacy Library 2014.

《進化與倫理——湯瑪斯・赫胥黎的進化思想》小林傳司等人譯，產業圖書 一九九五年

內井惣七《演化論與倫理》世界思想社，一九九六年

內井惣七《科學的倫理學》丸善，二〇〇二年

Friedrich Wilhelm Nietzsche,Werke Bd. 2. München 1999.

尼采（Friedrich Wilhelm Nietzsche）《查拉圖斯特拉如是說》（Also Sprach Zarathustra, Ein Buch für Alle und Keinen）五南，二〇一九年

尼采《偶像的黃昏：或怎樣用錘子從事哲學》（Also Sprach Zarathustra, Ein Buch für Alle und Götzen-Dämmerung, oder Wie man mit dem Hammer philosophiert）原佑譯，筑摩學藝文庫，二〇一五年

班・馬克林泰爾（Ben Macintyre）《伊莉莎白・尼采——把尼采賣給納粹的女人》（Forgotten Fatherland: The True Story of Nietzsche's Sister and Her Lost Aryan Colony）藤川芳朗譯，白水社，二〇〇九年

曼弗雷德・黎德爾（Manfred Riedel）《尼采思想的扭曲—（NiÌ„chie shisoÌ„ no waikyoku = Nietzsche in Weimar : JuyoÌ„ o meguru 100nen no dorama）》

恒吉良隆《尼采的妹妹伊莉莎白——真實面孔》同學社，二〇〇九年

亞歷山大・第爾（Alexander Tille）《達爾文與尼采》（Darwin und Nietzsche [Ein Buch Entwicklungsethik]）

阿道夫・約斯特(Adolf Jost)《要求死亡的權利》(Das Recht auf den Tod)
卡爾・賓丁(Karl Binding)、阿爾弗雷德・霍賀(Alfred Hoche)合著《對於無生存價值生命滅絕的開放—其範圍與方式》(Die Freigabe der Vernichtung Lebensunwerten Lebens)森下直貴、佐野誠譯，窗社，二〇〇一年
河島幸夫《戰爭、納粹、教會》新教出版社，一九九三年
岩井一正〈打破七十年來的沉默——德國精神醫學心理治療神經學會二〇一〇年度大會致歉追悼儀式DGPPN法蘭克・施耐德會長演講〉、〈納粹時代的精神醫學——回憶與責任〉《精神神經學雜誌》一一三卷八號，二〇一一年
蘇珊E・伊凡斯(Susanne E. Evans)《身心障礙者安樂死行動與猶太人大屠殺——納粹遺人遺忘的罪行》(Forgotten Crimes: The Holocaust and People with Disabilities)黑田學、清水貞夫譯　CREATES KAMOGAWA，二〇一七年
宮川俊行《安樂死與宗教——天主教倫理的現況》春秋社，一九八三年
福田雅章〈論屬於權利的安樂死〉、莇立明、中井美雄編《醫療過失法入門》青霖書院，一九七九年　改訂版《醫療過失法》一九九四年

福田雅章〈關於安樂死的兩個論點——安樂死是禁忌嗎？〉《自由與正義》三四卷七號，一九八三年

松井茂記〈希望死得安穩——尊嚴死的權利與安樂死的權利〉松井茂記編《在星巴克一邊喝拿鐵一邊思考憲法》有斐閣，二〇一六年

安格妮絲・范・德・海德，二〇一二年三月早稻田大學演講《生命倫理研究資料集》VI，富山大學，二〇一二年

終章

恩格爾哈特（H. Tristram Engelhardt, Jr.）《生物倫理學基礎》（The Foundations of Bioethics）加藤尚武、飯田亘之審譯，東海大學出版會，一九八九年

芮妮・福克斯（Renée Claire Fox）《凝視生物倫理——醫療社會學家的半世紀》中野真紀子譯，美　書房，二〇〇三年

莎・艾伯森・費曼（Martha Albertson Fineman）《自主神話——依賴理論（The Autonomy Myth: A Theory Of Dependency）》　田信子、速水葉子譯，岩波書

店，二〇〇九年
阿拉斯代爾．麥金泰爾（Alasdair MacIntyre）《依賴性的理性動物》（Dependent Rational Animals）高島和哉譯，法政大學出版局，二〇一八年
德國聯邦議會審議會說明之《人類的尊嚴與基因資訊——現代醫療的法律與倫理（上）》松田純審譯，知泉書館，二〇〇四年
〈巴塞隆納宣言　〈對歐盟提議之生物倫理與生命法之基本倫理原則〉（The Barcelona Declaration Basic Ethical Principles in European Bioethics and Biolaw）村松聰譯《醫療與倫理》七卷，二〇〇七年
迪特．斯托馬（Dieter Sturma）「人格與價值——邁向尊嚴、自主、臨終的生命」，二〇一〇年九月十一日南山大學演講資料
臼田寬、玉城英彥、河野公一〈世界衛生組織制定健康定義的過程與健康概念的變遷〉《日本公衛誌》五一卷第十號，二〇〇四年
Machteld Huber et al., How should we define health? BMJ 2011,43 (4163)
〈我們該如何定健康？〉松田純譯《厚生勞動省科學研究費補助金　罕病克服研

究事業「罕見疾病——抑制神經肌肉罕病進行的新醫療器材，行動電位等任意控制之下肢穿戴型輔具（HAL-HN01）之醫師主導臨床實驗研究」平成二五年度統整、分擔研究報告》，二〇一四年

加藤敏、八木剛平編《復原能力——現代精神醫學的新典範》金原出版，二〇〇九年

與那嶺司〈智能障礙者的自主決定與其相關要素之先行研究——活用包含援助環境之自主決定模範的實證研究提案〉《生活科學研究誌》八卷，二〇〇九年

中島孝〈超越尊嚴死論——緩和醫療、罕病醫療的觀點〉《現代思想》，二〇一二年六月號

中島孝〈劃時代的罕病療法——開發HAL-HN01的哲學轉換〉《現代思想》二〇一四年九月號

史都華 J・楊納（Stuart J. Youngner）〈醫療無效性〉（medical futility）《生物倫理百科事典》I卷，丸善出版，二〇〇七年

M Huber, et al., Towards a 'patient-centred' operationalisation of the new dynamic concept of health: a mixed methods study. BMJ Open 2017.

秋葉悅子〈義大利醫學會全國聯盟（FNOMCeO）《醫師職業譯務規程》（二〇一四）解說與翻譯〉《富大經濟論集》六二卷二號，二〇一六年

CYBERDYNE株式會社公關稿〈生化技術帶來創新介面「CyinTM」上市說明〉二〇一八年一月九日

沙博茜《源自荷蘭的積極健康——拓展區域長照的未來》日本評論社，二〇一八年

沙博茜「源自荷蘭：拓展區域長照的未來」二〇一八年四月二八日早稻田大學演講資料

國家圖書館出版品預行編目(CIP)資料

生死自決：安樂死的全球現況 / 松田純著；陳令嫻譯
-- 初版. -- 臺北市 : 行人文化實驗室, 2019.12
面；14.8×21公分

ISBN 978-986-98592-1-9(平裝)

1.醫學倫理 2.安樂死

410.1619 108021660

生死自決：
安樂死的全球現況

作　　者：松田純
譯　　者：陳令嫻
總 編 輯：周易正
責任編輯：歐品妤
特約文編：王怡之
封面設計：賴佳韋
內頁排版：薛美惠
行銷企劃：郭怡琳、毛志翔
印　　刷：崎威彩藝有限公司

定　　價：400元
I S B N：978-986-9859219
2019年12月　初版一刷

出 版 者：行人文化實驗室
發 行 人：廖美立
地　　址：10074台北市中正區南昌路一段49號2樓
電　　話：+886-2- 37652655
傳　　真：+886-2- 37652660
網　　址：http://flaneur.tw

總經銷：大和書報圖書股份有限公司
電話：+886-2-8990-2588

ANRAKUSHI　SONGENSHI NO GENZAI
BY Jun MATSUDA